汉竹编著·亲亲乐读系列

怀孕顺产不超重

王敏 主编

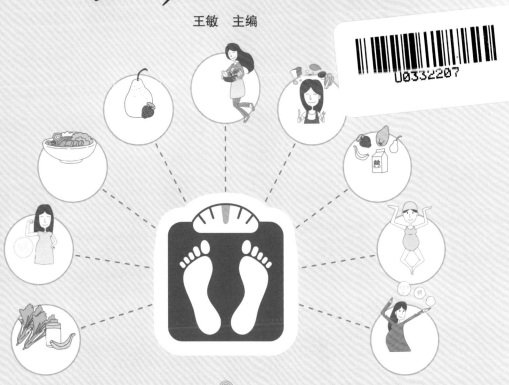

汉竹图书微博
http://weibo.com/hanzhutushu

江苏凤凰科学技术出版社
全国百佳图书出版单位

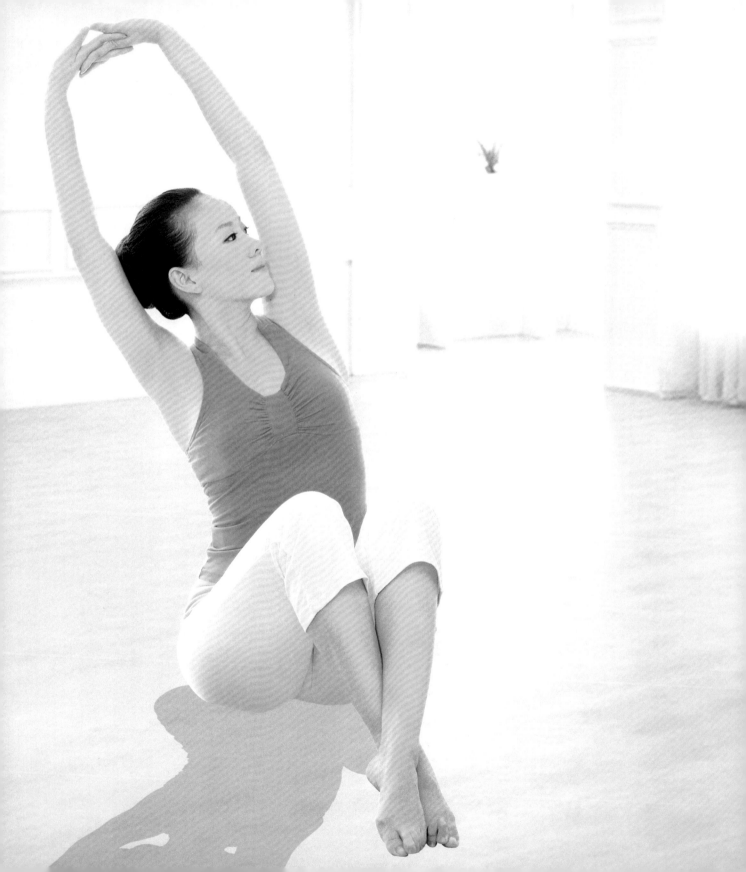

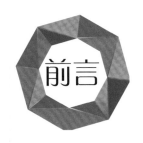

前言

孕期体重增长多少合适？

哪些运动促顺产？

吃什么不长胖，还能保证营养？

怀孕一定要变胖、变丑？

想要自然分娩，怎样才能轻松顺产？

……

怀孕了，诸多的问题也在困扰着孕妈妈，不过不用担心，让这本书为你一一破解顺产、不超重的秘密，让你怀得好，生得顺，还不长胖！

饮食、运动、体重与顺产息息相关。控制好体重，可以让孕妈妈远离妊娠糖尿病、妊娠高血压综合征，没有了这些疾病，孕妈妈才能保证顺产中自己和胎宝宝的安全。而且，控制好体重也能降低发生妊娠纹、静脉曲张等的概率，让孕妈妈轻松做 位美丽辣妈。

本书为孕妈妈合理规划了孕期10个月的饮食与运动，其中有可参照的每周重点补充营养素，也有为你精心挑选的不长胖、促顺产的明星食材，让孕妈妈放心吃，不超重。并且结合针对每月孕妈妈、胎宝宝不同状态而制定的安全、简单、有效的运动，每天抽出几分钟跟着做，就可以保健强身，为顺产打下良好的体质基础。

除此之外，针对孕妈妈害怕分娩痛的心理，书中给出了缓解阵痛的妙招，及家人陪产时帮助孕妈妈顺利生产的方法，因为有了家人的支持，孕妈妈才更有勇气面对即将到来的分娩。

有了这本书，孕妈妈可以全面了解顺产知识，学习科学补充营养，让孕期长胎不长肉，轻松顺产。

不想顺产的 N 种理由，
你中了几个？

很多孕妈妈都知道顺产对宝宝有好处，可是如今却有越来越多的孕妈妈选择了剖宫产，这是为什么呢？以下几种常见的不想顺产的理由中，你又中了几个呢？

顺产太疼

孕妈妈从开始考虑生产方式时，就会听到"疼痛"这个词。分娩疼痛是顺产过程中不可避免的一个环节，是由促进胎宝宝娩出的宫缩引起的，对于孕妈妈来说，顺产所带来的疼痛往往是她们对顺产望而却步的一大原因。但孕妈妈要知道顺产是顺应自然规律的生产方式，对妈妈和宝宝都大有益处，随着宝宝的出生，疼痛就消失了，也并没有剖宫产产后伤口愈合的烦恼。

顺产产程太长

顺产产程时间很长，从进入第 1 产程到生产结束，往往要花上十几个小时的时间，阵痛也在不断地袭来，一些孕妈妈觉得在承受痛苦的同时也是一场煎熬。这时就会发现剖宫产的快速方便了，但是孕妈妈要知道，在生产上，我们不应该投机取巧，而是遵循自然的规律，否则很可能给身体带来不必要的疼痛、并发症以及母乳喂养困难等问题，对自身恢复及宝宝的身心健康都有长期的不良影响。

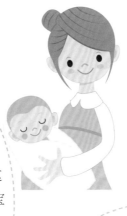

想给宝宝选个好的出生日期

有些孕妈妈或者公婆总是觉得让宝宝生在一个好日子里,以后宝宝是有福气的。可是每个宝宝都有自己应该出生的时间,这不是凭借任何人测算来决定的,应当遵循宝宝生长发育的自然规律。当胎宝宝发育成熟后,自然会迎来最合适的出生时机。

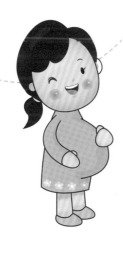

年龄大了,不敢生

年龄大是很多想要顺产的大龄孕妈妈苦恼的问题。医学界公认女性最佳生育年龄是23~30岁,30岁以上的产妇就被认为是高龄产妇了。孕妈妈经常听到高龄产妇不能顺产的说法,但这种说法并不科学严谨,高龄产妇无法顺产往往不是单纯因为年龄大,而是出现了一些身体上不适合顺产的合并症,或者其他身体原因。高龄孕妈妈只要将身体调养好,还是一样可以通过顺产生出健康宝宝的。

顺产影响夫妻性生活

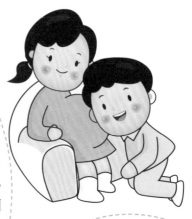

有人认为顺产使阴道扩大、松弛，会影响今后的夫妻性生活质量。其实不然，女性的身体有着很强的恢复能力，对于孕期体重增加适度，同时又坚持母乳喂养的顺产妈妈来说，在产后一年内身体的各器官、各机能都会得到迅速的恢复，基本可以恢复到孕前状态。

个子小，没信心顺产

网上流传孕妈妈个子矮没办法顺产的说法，因此很多小个子的孕妈妈往往会对顺产没有信心。其实决定是否能顺产的因素并不在于身高，不能只因为个子矮小，就断定不能采用顺产的分娩方式，如果孕妈妈只是单纯的个子小，而胎位、骨盆形状条件等都符合顺产标准，正常体重的胎宝宝完全可以采取顺产的分娩方式娩出，不会有很大风险。

不要侧切

侧切是大多数顺产妈妈都经历过的一个小手术，目的是为了保证胎宝宝顺利出生，防止会阴撕裂，保护肛底肌肉。有些孕妈妈也会担心分娩之后还要经历会阴侧切伤口愈合的痛苦。不过会阴侧切也不是不能避免，孕妈妈可在孕 32 周左右开始进行会阴的按摩和锻炼，增加肌肉组织的柔韧性和弹性。同时也可通过绷紧阴道和肛门肌肉来锻炼括约肌，坚持锻炼，是有机会不进行会阴侧切的。

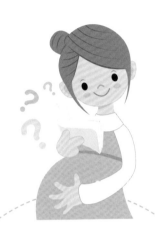

明星都剖，我也剖

媒体上有时会报道一些明星生产的新闻，还有可能出现剖宫产一夜蹿红的事情，这从某种意义上来说并非只是简单的跟风行为。不想遭罪是多数孕妈妈青睐剖宫产最根本的原因，明星的号召力只是让更多的孕妈妈知道了剖宫产的快捷、省力。其实剖宫产术后要面临更多的恢复问题，大多数剖宫产妈妈并没有因此而免去遭罪，反而是在疼痛中度过的。因此孕妈妈在符合顺产条件下，应坚持选择顺产，你的坚持是自己和宝宝最好的开始。

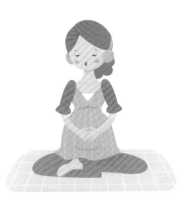

通过瑜伽来锻炼会阴肌肉，可以降低会阴侧切的概率。

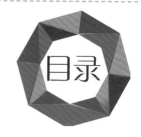

目录

顺产准备，越早越好

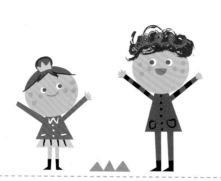
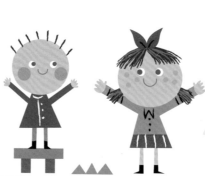
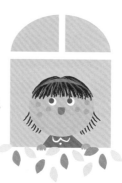

孕1月

孕2月

孕3月

孕4月

孕 5 月

孕 6 月

孕 7 月

孕 8 月

孕 9 月

孕 10 月

分娩开始，做个真正顺产妈妈

没顺产不必遗憾，母子健康最重要

附录 不长肉的孕期经典美食

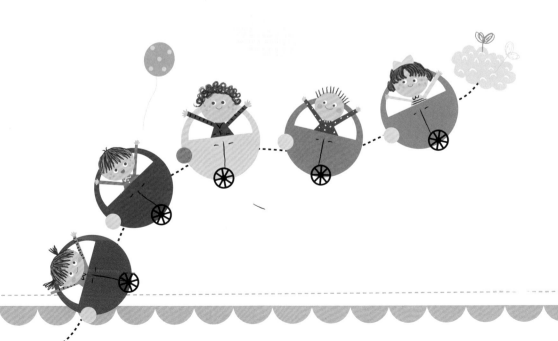

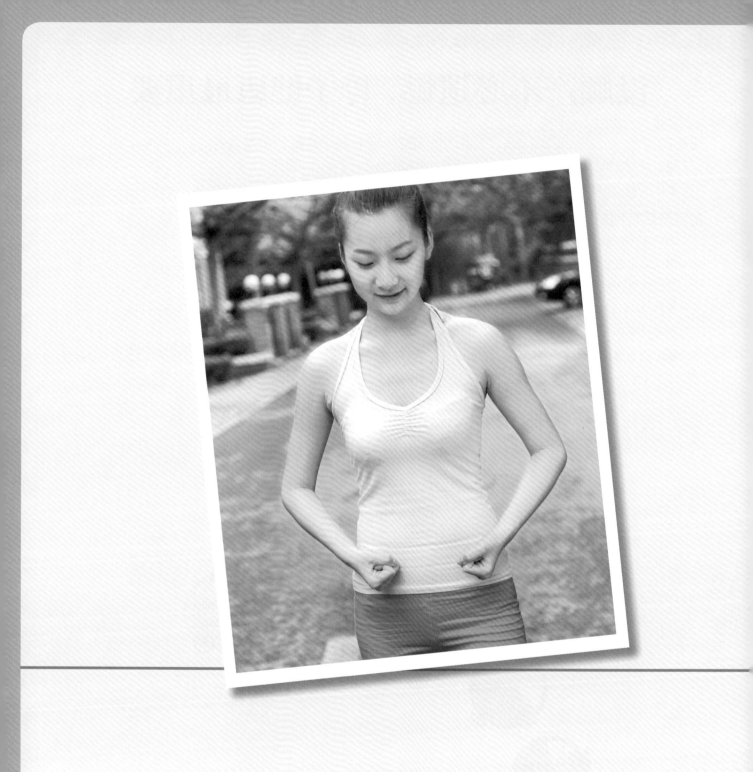

顺产准备，越早越好

想要顺产，不提前准备怎么行？难道真的要等到临产才开始"抱佛脚"？从孕前准备开始到顺利分娩都至关重要，孕妈要从饮食、体重管理等方面着手，让顺产成为一件水到渠成的事。

身体准备

　　顺产和剖宫产相比，有很多优势，比如出血少、恢复快、损伤低等，也更利于促进宝宝各器官的功能发展。想要顺产，就要从各个方面开始着手准备，而保证能够顺产的第一个要素就是良好的身体素质。

预防妊娠高血压、妊娠糖尿病

　　孕妈妈患妊娠高血压和妊娠糖尿病是一件很普遍的事情，妊娠高血压和妊娠糖尿病都不利于胎宝宝发育，孕妈妈自身的身体健康也得不到保障，更是不利于顺产，孕妈妈要早做预防，可以通过饮食控制结合运动的方式来预防孕期出现高血压、糖尿病的情况。

妇科疾病要及时治疗

　　孕妈妈因为怀孕后自己身体上发生了一些变化，会容易患上一些常见的妇科疾病，孕妈妈要引起重视。因为这些疾病有可能会影响到胎宝宝的发育，也不利于顺产，一旦患病，孕妈妈一定要到医院就医，听从医生的指导，积极进行治疗，给胎宝宝营造良好的成长环境。既不要听从老理，采取"硬扛"的方式不去治疗，也不可自己盲目用药。

运动健体，帮助顺产

　　适宜的运动能够强健孕妈妈的身体，使孕妈妈拥有一个优质的孕育基础体质，让孕妈妈顺利度过备孕、孕期、分娩的重要时期。孕妈妈在健身时要注意以下几点：

　　1.运动前要热身。

　　2.运动强度不宜过大，瑜伽类舒展的运动比较合适。

　　3.运动时间不宜过长，但要坚持运动。

　　4.孕妈妈和准爸爸一起运动效果会更好。

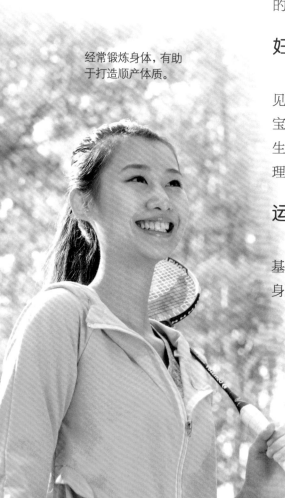

经常锻炼身体，有助于打造顺产体质。

体重准备

　　孕期体重控制得好，既有利于顺产，也有利于产后恢复。所以孕妈妈要控制好自己的饮食，让自己和胎宝宝的体重保持在正常范围内。

从孕前到孕期，时刻关注体重

　　怀孕之后，孕妈妈会得到女王般的待遇，吃喝有人伺候，大部分时间躺在床上，全家人都同心协力地盼望着一个白白胖胖的宝宝。但胎宝宝太大未必是好事，胎宝宝过胖、过大，都会增加难产的概率，影响顺产。

　　下面用体重指数（BMI）来看看孕期增重标准吧。

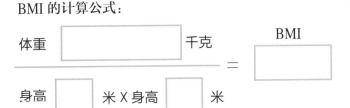

BMI 的计算公式：

$$\frac{体重 \boxed{} 千克}{身高 \boxed{} 米 \times 身高 \boxed{} 米} = BMI \boxed{}$$

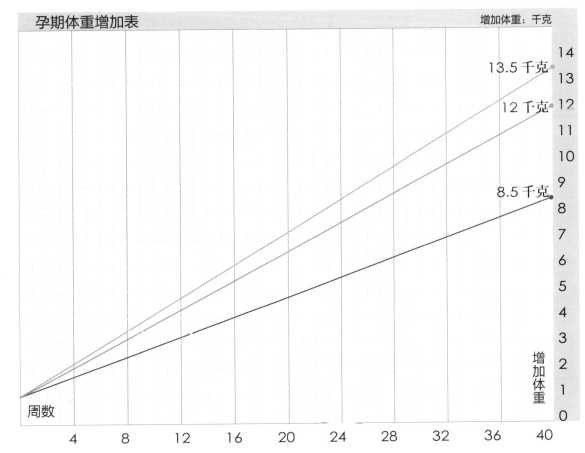

孕期体重增加表　　　　　　　　　　　　　　　　　增加体重：千克

孕前 BMI 在 18.5 以下的孕妈妈，请参考蓝色线条。

孕前 BMI 在 18.5~22.9 之间的孕妈妈，请参考绿色线条。

孕前 BMI 在 23 以上的孕妈妈，请参考红色线条。

13.5 千克
12 千克
8.5 千克

周数

4　8　12　16　20　24　28　32　36　40

增加体重 14 13 12 11 10 9 8 7 6 5 4 3 2 1 0

孕期不同阶段，体重增加有不同

孕早期（孕 1~3 月）

孕早期，胎宝宝还没有完全成形，主要是其各种器官的形成发育时期。大部分孕妈妈的体重增长并不明显，仅为1~1.5 千克，孕吐严重的孕妈妈还会出现体重不增反降的情况。孕吐反应期，孕妈妈不用过分地控制体重，只要有胃口就可以多吃点，但也不要吃得过多。剧烈的运动一定要禁止，这段时间不能通过运动来控制体重。

孕中期（孕 4~7 月）

这是胎宝宝快速生长的一个阶段，身长和体重都会有显著的增长，孕妈妈腹部也逐渐增大，腰身也渐渐变粗，体重一般是以每 2 周约 600 克的标准增长的。本阶段饮食要讲究营养均衡，不要乱吃、多吃，要适度运动，让自己的身体更加灵活，将体重控制在标准范围内，为分娩做好充足的准备。

孕晚期（孕 8~10 月）

孕晚期是胎宝宝成长较快的时期，也是胎宝宝成长的一个重要时期。因为胎宝宝的迅速生长，孕妈妈的体重上升也很快，这个时期可能会增重五六千克。60% 的多余体重一般都是在孕晚期增长的，此时孕妈妈的体重增长应控制在每周 500 克左右，勤称体重，及时调整饮食和运动是这一时期控制体重的好办法。

管住嘴，不超重

因为怀孕，孕妈妈可能会经常感到饥饿，或者想吃些奇怪的东西。妊娠反应比较强烈的孕妈妈，一般在孕4 月后胃口会有所好转，而有的孕妈妈基本没有妊娠反应，食欲一直很好。如果孕妈妈在食品的选择上十分明智，选择有营养的食物，那么就可以既满足了营养所需，又大饱了口福。如果孕妈妈偏爱垃圾食品，不仅对胎宝宝和自身健康无益，体重也会无限制地增长。

饮食准备

孕妈妈做好孕期饮食准备了吗？要知道孕期的饮食营养，不仅影响到胎宝宝的发育和孕妈妈的健康，也关系到宝宝出生后婴幼儿时期的体质和智力。因此，科学地搭配孕期各时期的饮食营养，对优孕、优生有着十分重要的意义。

不利胎宝宝的食物坚决不碰

在怀孕期，孕妈妈确实要有选择地忌食，并不是所有食物都适宜食用，因为有些食物吃得太多就会对胎宝宝产生不利影响，所以新妈妈为了宝宝的健康也要管住嘴。

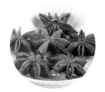

1. 辛辣热性调料：常吃辣椒、花椒、胡椒、小茴香、八角、桂皮、五香粉等调料易造成痔疮、便秘，会使腹压增加，压迫子宫内的胎宝宝，造成胎动不安、早产等不良后果。

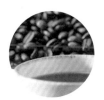

2. 咖啡、茶等有兴奋作用的饮品：大量饮用咖啡、茶，将会影响胎宝宝大脑、心脏和肝脏等重要器官的发育，也会增加孕妈妈心、肾负担。

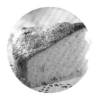

3. 甜食：糖类在人体内的代谢会消耗大量的钙，将影响胎宝宝乳牙牙体、骨骼的发育，且会让孕妈妈体重增加，不利于顺产及产后瘦身。

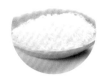

4. 味精：味精摄入过多会消耗大量的锌，不利于胎宝宝神经系统的发育。

5. 含有添加剂的食品：罐头食品、油条等含有添加剂的食物，是导致胎宝宝畸形和流产的危险因素。

孕期戒烟戒酒

无论是备孕阶段，还是孕期，孕妈妈吸烟、饮酒、喝浓咖啡都是不好的，不仅影响胎宝宝的正常发育，也对顺产毫无益处。备孕时吸烟会影响孕妈妈的卵巢功能，增加受孕难度，孕期吸烟容易引发流产、宫外孕、胎宝宝低体重等问题；孕期饮酒容易造成孕妈妈骨质疏松，胎宝宝发育不良，浓咖啡则会造成胎宝宝躁动不安，因此孕妈妈在孕期要向烟、酒和咖啡说不。

孕妈妈这样吃促进顺产

产力不足，往往会导致孕妈妈产程过长，增加分娩危险，孕妈妈可以通过摄入足量的热量及适量脂肪来保证产力，促进顺产。孕妈妈一味地想要孕期不长胖是不科学的，胎宝宝的营养会因此供给不足，生产的时候，孕妈妈也会没有足够的体力应对分娩。脂肪是胎宝宝正常发育的重要营养物质，孕妈妈不能不吃，但也要注意不要过量，否则会造成胎宝宝过大，不利于顺产。

心理准备

怀孕期间，孕妈妈体内的激素水平会发生显著变化，将使孕妈妈比以往更容易感觉焦虑，患上产前抑郁。临产时这种焦虑会被进一步激发，孕妈妈要引起重视，否则，不利于胎宝宝的生长，也不利于分娩。

不要恐惧分娩

孕妈妈在产前过于恐惧，会使身体产生过多的应激激素，这样一来，疼痛就会增加，产程也会拖更久，对分娩会有不利的影响，甚至会造成难产。怀孕、分娩是生理功能的一种自然表现，是一种平常而又正常的事，符合孕妇的生理特点，所以孕妈妈不必惊慌、恐惧，顺其自然，在分娩时听从医生指挥，相信你一定会顺利生下宝宝的。

警惕心理难产

有些孕妈妈的产力不错，胎位、产道都很正常，胎宝宝大小也适中，却因心理原因而导致难产。孕妈妈会发生心理性难产的原因大致可以分为以下几点，来看看你是否也有这样的担心。

认知错觉：孕妈妈不要受电视剧或书籍中为了烘托气氛而特意营造难产情节的不良影响，因此认为顺产发生难产的可能性很高，自己也会难产。

情绪记忆：一些孕妈妈在备孕期间听到难产事件的时候，会产生强烈的害怕情绪，当上了产床，这些记忆就会让她们害怕顺产，增加顺产的困难。

害怕失控感：有些孕妈妈认为顺产中有太多不可控的情况，会有一种失控的感觉，每天都会伴随着焦虑、恐惧，对精神和身体产生极大的负担。

其实，孕妈妈要相信自己，也要相信医学科技，不要被心理的恐惧打败，顺产并不是一件恐怖的事情。

赶跑孕期抑郁

怀孕后，孕妈妈的生活必然有很多变化，一时有些无法适应，可能会产生焦虑、情绪低落，患上孕期抑郁症。这时孕妈妈不要着急，尽量使自己放松，保证充足的睡眠，注意营养均衡，做些运动，跟准爸爸和家人多多交流，不要把烦心事压在心里，聊一聊天，就会发现其实这些不适应、小麻烦之后是宝宝降临的喜悦。

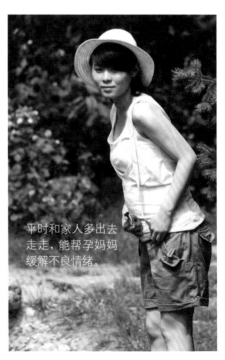

平时和家人多出去走走，能帮孕妈妈缓解不良情绪。

家庭准备

孕产期的婚姻家庭关系，对顺产、生一个健康的宝宝都非常重要，因此孕产期间，孕妈妈和准爸爸都要特别重视家庭的和谐。

夫妻和谐，为爱顺产

孕妈妈在生产最艰难的时刻，最想听到准爸爸关心的话语，确实是这样，准爸爸哪怕只有一句安慰或者赞美，都会成为孕妈妈继续努力的支柱。

孕期是一个对于整个家庭来说都很重要的时期，拥有和谐幸福的婚姻家庭关系，有利于孕妈妈在孕期有一个良好的心态，对宝宝出生后的生理、心理、智力等发展都有益处。因此，孕妈妈和准爸爸多花点时间去建立和谐的夫妻关系是很有必要的。

和家人一起学习顺产知识

如今越来越多的孕妈妈会提前学习孕产知识，希望找到顺利生产的方法。其实孕妈妈可以将这件事与家人分享，一起学习。要知道，怀孕□不仅仅只是孕妈妈一个人的事情，家人的参与也是非常重要的。这不仅仅是知识的分享，还有助于家人之间的良好沟通，消除怀孕期间意见分歧，也能使孕妈妈和胎宝宝得到更好的照顾。

孕妈妈可以和准爸爸一起看一本孕产书籍，一起做做孕期运动，让准爸爸参与进来，与你一起"怀孕"，也可以与婆婆分享精美食谱，让你的孕期饮食营养又健康。

与家人沟通自身感受

孕妈妈在孕期可以同家人讲讲自己的感受，无论是身体上的还是心理上的，都第一时间把自己的感受表达出来，比如说"我现在很疼""我心里很担心"等。这样不仅仅能帮助孕妈妈缓解压力、发泄情绪，也能够跟家人产生一个良性的沟通，保证孕期身体、心理健康发展，为顺产打好基础。

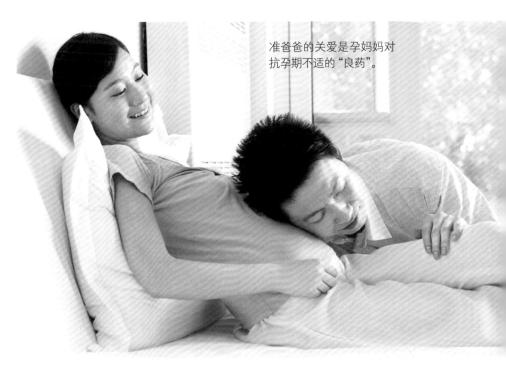

准爸爸的关爱是孕妈妈对抗孕期不适的"良药"。

第1周
从严格意义上说，胎宝宝现在还没有影儿呢，分别以卵子和精子的形式寄存在父母的身体里。女性末次月经结束后，新的卵子在体内开始发育成熟。

第2周
成熟的卵子从卵泡中排出，有一个最棒的精子也从上亿个精子中奋力拼出，与卵子结合，形成受精卵，新生命宣告诞生。

第3周
受精卵经过不断地细胞分裂，变成一个球形细胞团(这时的受精卵就叫胚泡)，像小鱼一样游进子宫腔，停留3天左右，等待子宫内膜准备好后，埋于子宫内膜里，这一过程称为"着床"。

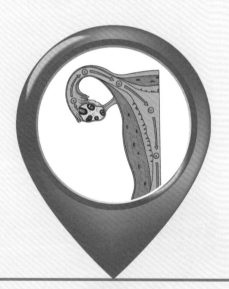

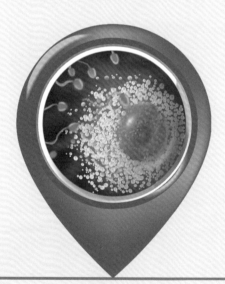

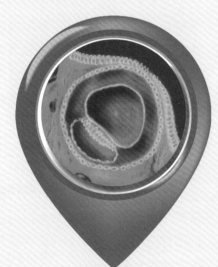

第1周　　　　　　第2周　　　　　　第3周

第 4 周
胚泡完成植入，绒毛膜形成，现在
与未来的几周内，胚胎细胞将以惊
人的速度分裂，细胞数量急剧增长，
并逐步分化成不同的组织和器官。

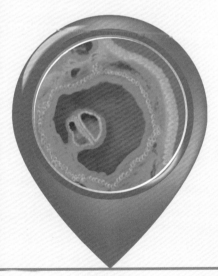

第 4 周

孕1月

　　本月既是备孕的目标月，也是怀孕开
始的第 1 个月，此时孕妈妈可能感觉不到
变化，但精子与卵子已经相遇形成受精卵
并通过输卵管进入子宫，在孕妈妈的体内
"安营扎寨"。到了月末，有些孕妈妈会出
现疲倦、低热等类似感冒的症状，这是胎
宝宝到来的信号，一定不要忽视。

孕1月体重管理

这个月孕妈妈的体重增长并不明显，几乎和孕前没有什么变化。如果孕妈妈此时体重增长得过快，很有可能会在接下来的孕期出现营养过剩或由于控制体重引起营养摄入不均衡的状况，因此不要过早进补，要控制好体重。

不要大补，和超重说拜拜

本月，吃得多不如吃得好，由于此时胎宝宝还很小，所需要的营养也并不多，不需要孕妈妈大补特补，只要保证饮食营养均衡、全面即可，这样既能保证营养的充足供给，也不会让孕妈妈因此而体重飙升。孕妈妈不要一听老人说怀孕了要补营养就开始猛吃，因为多吃的这些食物并不会为胎宝宝多提供多少营养，只会在孕妈妈的体重上体现出来。

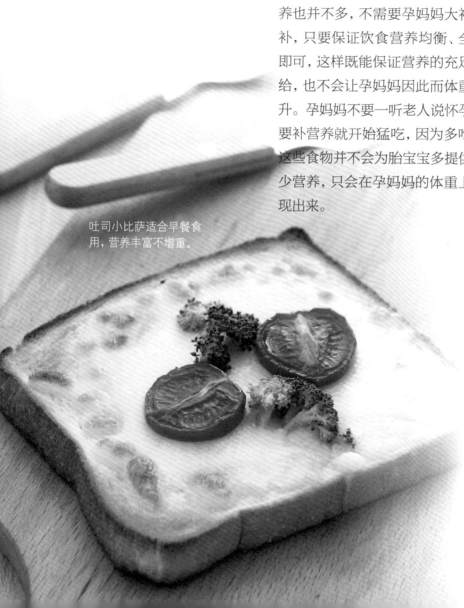

吐司小比萨适合早餐食用，营养丰富不增重。

正确解读"一人吃两人补"

"现在已经不是你一个人了，肚子里还有一个小宝宝，所以要多吃点儿。"也许这是孕妈妈在饭桌上听到的最多的一句话。其实这时完全没有多吃的必要，胎宝宝所需的营养是有限的，孕妈妈吃太多食物反而会给自己和胎宝宝造成负担。如果吃的方式不对，还容易造成孕妈妈"生一回胖两回"的窘况，这样不但没有补到胎宝宝，反而会让孕妈妈一直从孕期胖到产后，增加孕妈妈产后瘦身的难度。

称重时的注意事项

1.用同一台体重秤来称量，且每次称重时的身体状态相同，比如都是空腹。

2.要尽量选择相近的时间称重，比如都是晚饭后2小时或者早饭前。

3.称量时要脱掉外衣、很厚的内衣和鞋帽，只穿薄薄的内衣或者称裸重。

重视产检，提升顺产概率

当孕妈妈在家用试纸测试出怀孕后，还应该到医院做相应的检查进行核实，以便确定怀孕周数，并可及时得到医生的保健指导。

孕1月产检项目

产检项目	检查内容和目的	标准值
血液检查	• 确认是否怀孕，卵子受精7日后即可在血清中检测出人绒毛膜促性腺激素（HCG）	HCG 参考值： • 非怀孕：0~4.9 国际单位 / 毫升 • 怀孕 3 周：5.4~72 国际单位 / 毫升 • 怀孕 4 周：10.2~708 国际单位 / 毫升
了解家族病史	• 过去用药的历史及医院就诊的一般记录、个人家族疾病史	• 为了孕育健康宝宝，千万不要对医生隐瞒自己的病史
血压检查	• 孕妈妈血压过低和血压过高都不利于怀孕，需及早检查	正常血压为： • 收缩压（即高压）：90~140 毫米汞柱 • 舒张压（即低压）：60~90 毫米汞柱
体重检查	• 测算 BMI= 体重（千克）/ 身高（米）x 身高（米）	• BMI 小于 18.5 属于低体重孕妈妈 • BMI 介于 18.5 到 22.9 之间属于正常体重孕妈妈 • BMI 大于 23，属于高体重孕妈妈
尿常规检查	• 便于医生了解肾脏的情况	• 正常：尿蛋白、尿葡萄糖及尿酮体均为阴性

（注：每月的产检项目和标准可作为孕妈妈产检参考，具体产检项目以各地医院及医生提供的建议为准。）

小心用药，胎宝宝发育正常是顺产的前提

由于某些药物可以通过血液直接进入子宫，影响胚胎发育，因此女性在怀孕期间应谨慎用药，最好的方法是在服用之前咨询医生。

孕早期禁止使用的药物：甲氨蝶呤、氮芥、敏克静、利舍平（优降宁）、苯妥英钠、考来烯胺（消胆胺）以及抗凝血药等。

怀孕中后期至分娩时禁用的药物：奎宁、奎尼丁、磺胺类药物，及具有镇静催眠的药物。

整个孕期禁用或慎用的药物：口服降糖药、抗感染药、影响内分泌的药物。

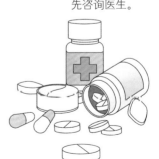

孕期服用药物宜先咨询医生。

孕 1 月顺产饮食方案

本月孕妈妈和胎宝宝都不适宜大补，基本和孕前饮食保持一致就好，同时注意补充叶酸、维生素 E 等营养素，这样既可满足孕妈妈及胎宝宝的营养需求，还不用担心超重。

别一怀孕就猛吃猛喝

孕妈妈一旦怀孕，家人首先想到的就是赶紧给孕妈妈补补，而孕妈妈也会因此觉得自己应该摄入更多的营养而猛吃猛喝。其实猛吃猛喝不仅会干扰胎宝宝的生长发育，影响正常饮食营养的摄取和吸收，还会引起人体整个内分泌系统紊乱和功能失调，反倒不利于胎宝宝及孕妈妈的健康。

除非必要，尽量不吃保健品

有些孕妈妈忧心忡忡，害怕自己某种营养素没有补充到，因而买一些维生素片或保健品来吃，这是不可取的。因为孕妈妈通过饮食调节，充足补充营养后，再去吃保健品是起不到增补作用的。而且，药补不如食补，孕妈妈通过食补来调节营养的摄入更安全。

叶酸并非补得越多越好

在怀孕早期，叶酸缺乏会引起胎宝宝神经管畸形及其他的先天性畸形或流产，也会引起孕妈妈巨红细胞性贫血。但是，过量摄入叶酸会导致某些进行性的、未知的神经损害的危险增加。孕妈妈每天摄入 400~800 微克的叶酸，足以预防神经管畸形和其他生理缺陷。

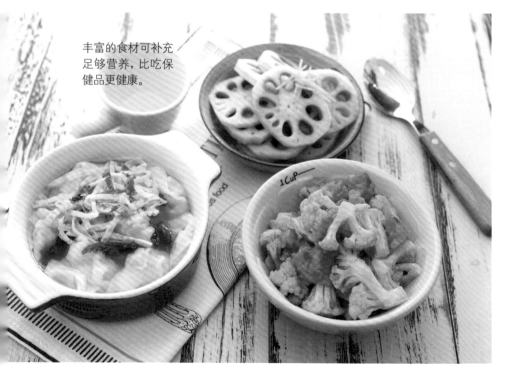

丰富的食材可补充足够营养，比吃保健品更健康。

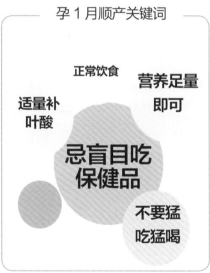

孕 1 月顺产关键词

正常饮食

营养足量即可

适量补叶酸

忌盲目吃保健品

不要猛吃猛喝

每天1杯牛奶

孕妈妈孕期要补钙，一方面是满足自身需要，另一方面是源源不断地为胎宝宝的生长发育输入营养。孕妈妈补钙的最好方法就是喝牛奶。每100毫升牛奶中约含有100毫克钙，不但其中的钙容易被吸收，而且磷、钾、镁等多种矿物质和氨基酸的比例也十分合理。每天喝1杯牛奶，就能保证钙及其他矿物质的摄入，但是，要注意也不能喝太多，身体的吸收是有限的，喝多了反而会造成胃胀、消化不良等不适。

提高抵抗力，高蛋白质食物不可少

受孕前后，如果碳水化合物、脂肪、蛋白质供给不足，孕妈妈的抵抗力下降，就会容易生病，而且还可能会导致胚胎大脑发育异常，影响胎宝宝智商。所以孕妈妈应尽量选择易消化吸收、利用率高的含有碳水化合物、脂肪、蛋白质的食物，如鱼类、乳类、蛋类、谷类、肉类和豆制品，体重正常的孕妈妈每天要保证摄取不少于150克的主食。

专家推荐5种安胎食物

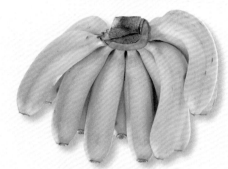

1.香蕉：香蕉富含叶酸和维生素B_6，可保证胎宝宝神经管的正常发育。

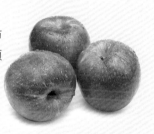

2.苹果：苹果富含锌，可预防胎宝宝体重轻、发育停滞，预防中枢神经系统受损等。

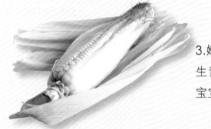

3.嫩玉米：嫩玉米中所含的维生素E可预防习惯性流产、胎宝宝发育不良等。

4.鸡蛋：鸡蛋是孕妈妈安胎的理想食物，每天吃一两个即可。

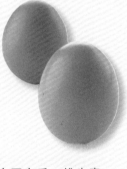

5.鱼：鱼肉富含蛋白质、维生素以及氨基酸等营养素，是安胎的好食材，每周至少吃一次。

孕1月孕妈妈、胎宝宝重点营养素补充

怀孕第1个月的营养素需求与孕前没有太大变化，如果孕前的饮食很规律，现在只要保持就可以了。但是毕竟已经开始孕育小宝宝了，孕妈妈应适当增加叶酸、卵磷脂和维生素B_6的摄取，以满足自身和胎宝宝的营养需求。

专家建议

孕妈妈往往不能第一时间察觉到自己怀孕了，所以平常就要养成良好的饮食习惯。可以尽量吃得食物杂一些，不偏食、不挑食，保证营养均衡全面，正餐之外还要多吃水果。另外，食物尽量用蒸、煮的烹饪方式，避免煎、炸。

蛋白质
本月孕妈妈应注意补充蛋白质，每天在饮食中摄取60~80克，以保证受精卵的正常发育。

大豆
瘦肉

维生素B_6
有些孕妈妈从本月就出现孕吐现象，这时候补充些维生素B_6，可以有效缓解孕吐现象。

胡萝卜
土豆

叶酸
孕早期补充叶酸可以预防胎宝宝神经管的缺陷，降低唇裂（兔唇）发生的概率，一般要持续补充到孕3月。

西蓝花
香蕉

胎宝宝壮，孕妈妈瘦
这个时期胎宝宝的主要器官开始全面形成，孕妈妈的饮食要能够满足胎宝宝的正常生长发育营养需求。妊娠反应影响了孕妈妈的正常饮食，可以通过变化烹饪方法和食物种类，补充足够的营养。

卵磷脂
卵磷脂能促进胎宝宝脑神经细胞的正常发育，孕妈妈平常应适当多吃富含卵磷脂的食物。

牛奶
蛋黄

维生素E
维生素E又名生育酚，与维持正常生育有关，缺维生素E容易造成流产、早产。

花生油
芝麻油

维生素C
孕早期适当补充维生素C可预防贫血，维持胎宝宝牙齿、骨骼的正常发育及造血系统的功能。

西红柿
猕猴桃

孕 1 月不长胖、促顺产的明星食材

虾
虾含有丰富的优质蛋白，且脂肪含量低，是孕妈妈增强免疫力，控制体重的好食材。

清蒸大虾

草莓
草莓富含维生素C，且味道酸甜，能促进孕妈妈食欲，使偏瘦的孕妈妈合理增重，为顺产打好基础。

草莓布丁

菠菜
菠菜中的叶酸、维生素C含量较高，孕妈妈可以吃一样、补两样，帮助调整体质，为顺产做好准备。

炒食凉拌

胎宝宝壮，孕妈妈瘦
本月的饮食重点在于营养全面，避免猛吃猛喝造成营养过剩。关爱自己和胎宝宝从选食材开始吧，既要保证营养的足量摄入，也不要让自己的体重增长过快。

豆腐
豆腐含有丰富的植物蛋白，可促进孕妈妈的代谢，加速消耗体内热量。孕妈妈吃豆腐可强健身体，且不易长胖。

油菜豆腐汤

燕麦
燕麦有助于缓解孕吐，放松心情，且燕麦的碳水化合物易于被人体吸收，能够保证孕妈妈体重的正常增长。

燕麦粥

蘑菇
蘑菇中维生素及卵磷脂的含量都较为丰富，可助孕妈妈强壮身体。另外它还能辅助止吐，适合已经出现孕吐的孕妈妈。

炒食做汤

不要只吃素，胎宝宝健康最重要

有些孕妈妈怕长胖，因此控制荤食的摄入，孕期这样吃会导致蛋白质供给不足，使胎宝宝发生畸形或营养不良，影响日后的智力发育。

专家建议

孕期要把好饮食关，切忌吃不健康、不卫生的食物。在家吃饭是最干净、卫生的，孕妈妈在孕期要减少在外就餐的次数。

适度运动助顺产

孕 1 月，胎宝宝在子宫中的"地位"还没有稳固下来，孕妈妈不要剧烈运动。运动的主要目的是为了强身健体，增强抵抗疾病的能力，这是顺产的第一步。

益处

孕 1 月，胎宝宝已经悄然到来，只是还没有稳稳"扎根"，孕妈妈通过锻炼子宫，让子宫做好空间准备，可预防流产。

子宫准备运动

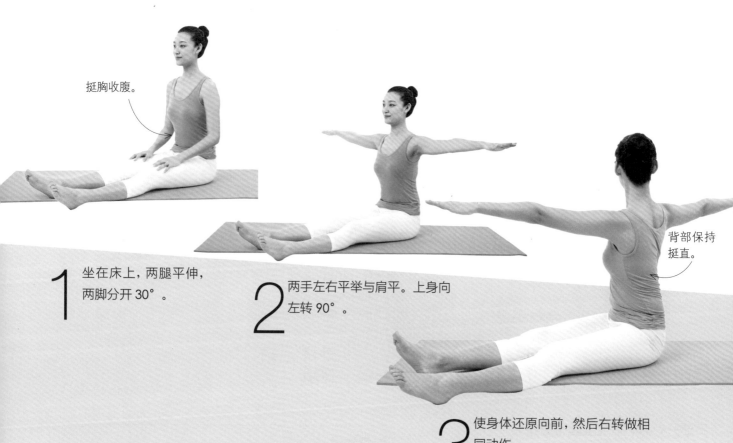

挺胸收腹。

1 坐在床上，两腿平伸，两脚分开 30°。

2 两手左右平举与肩平。上身向左转 90°。

背部保持挺直。

3 使身体还原向前，然后右转做相同动作。

跪立运动

1 首先双腿自然跪立在垫子上，跪立时双腿不要太紧，也不要太开。然后跪坐，双手自然放于身体两旁，调整呼吸。

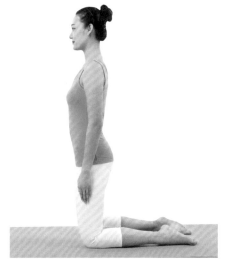

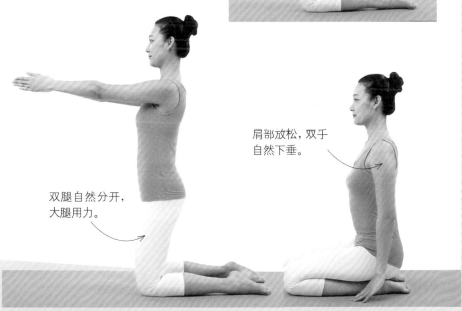

双腿自然分开，大腿用力。

肩部放松，双手自然下垂。

2 身体慢慢向前、向上运动，跪立起来，同时双手缓缓朝前抬起，至与肩平。做此动作时不要太急，以大腿的力量控制身体的速度，以手臂的力量控制手的速度。

3 慢慢跪坐下来，同时双手缓缓收回。

―― 要顺产更要安全 ――

锻炼部位　锻炼腿部力量及骨盆关节的灵活性，有利于促进孕妈妈顺产。

运动频率　每天练习两三次，每次5~10组。

辅助工具　孕妈妈可以跪在床上，以膝盖不疼为宜。

准爸爸这样做　准爸爸可以和孕妈妈一起做运动，有助于缓解一日疲劳。

注意事项　不宜在饭后练习。

第 5 周
此时的胎宝宝像一颗小豆子，身长大概 1 厘米，眼睛、耳朵、鼻子、嘴巴的位置有了小窝窝，躯体里伸出了像小芽般的手臂、双腿，中枢神经系统开始发育，呼吸管也开始出现，心脏已经分出了左右心房。这时，胎盘也开始为他(她)提供营养。

第 6 周
胎宝宝看起来像个小蝌蚪，心跳可达到每分钟 140~150 次，是孕妈妈心跳的 2 倍。四肢雏形又明显了许多，肾脏和肝脏等主要器官继续发育，原始的消化管道也开始形成，连接脑和脊髓的神经管闭合，胎宝宝的头部形成了。

第 7 周
本周的胎宝宝像一枚小橄榄，尾巴消失了，眼睛、鼻孔、嘴唇、舌头等开始形成，小胳膊和腿也长长了许多。肝、肾、肺、肠道和内部性器官的形成已经接近了尾声。胎宝宝的重要器官都在这个阶段开始形成，所以要特别小心。

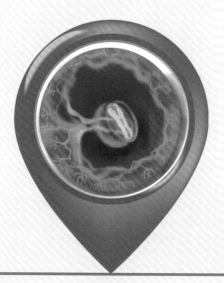

第 5 周

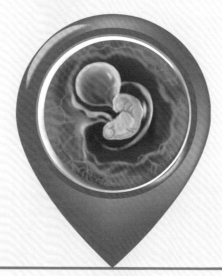

第 6 周

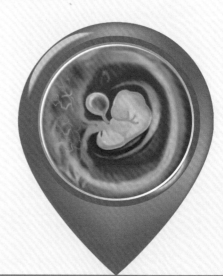

第 7 周

第 8 周
胎宝宝的头部明显挺起，脑细胞的初级神经已经形成，小脑叶也渐有雏形。现在的胎宝宝已经开始四处游动了，腿和胳膊的骨头开始硬化并且变长，腕关节、膝关节、脚趾也开始形成。

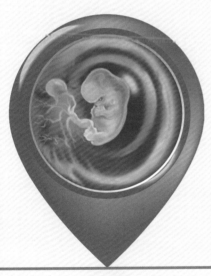

第 8 周

孕 2 月

孕 2 月，孕妈妈的外表还是看不出有什么变化，但是月经迟迟没有来，容易感觉困乏，还会伴随着恶心、呕吐、干呕、尿频等症状，这是胎宝宝在告诉孕妈妈他已经来了。孕妈妈在喜悦的同时也要注意关注自己和胎宝宝的健康。

孕 2 月体重管理

本月和孕 1 月一样，孕妈妈的体重增长也并不明显，而且随着身体内分泌的变化，孕妈妈此时可能还会出现明显的孕吐。有些孕妈妈还会因为食欲缺乏，出现体重轻微下降的情况，这时孕妈妈不必强求自己吃多少，保证营养即可。

体重增加 1 千克很合适

本月孕妈妈的体重增加 1 千克左右是很理想的，不过因为妊娠反应，本月对增加体重并不强求，只要胎宝宝的各项指标都在正常范围内就可以了。需要注意的是妊娠反应并不明显的孕妈妈，虽然胃口比其他孕妈妈较好，但也不能狂吃猛补，保证本月体重增加不超过 1 千克即可。

体重轻微降低很正常，不可大补

本月中，孕妈妈会出现妊娠反应，没有胃口、易恶心、吃了就吐是很多孕妈妈在本月要面临的问题，同时也会出现体重下降的情况，孕妈妈可不要先入为主地认为体重下降就是因为营养不够。孕妈妈出现妊娠反应，就会吃得相对较少，体重自然会有所下降，但这时的孕妈妈可不要盲目大补，只要在能吃的时候，摄入全面的营养就能保证自己和胎宝宝的健康。

孕妈妈胖，胎宝宝不一定健康

孕妈妈的肥胖程度与胎宝宝的健康有一定的关系，但并不是孕妈妈越胖，胎宝宝就越健康。孕妈妈太胖，胎宝宝的健康隐患反而更大。

妊娠反应

妊娠反应是指在妊娠早期，由于体内 HCG 增多，导致的头晕、乏力、食欲不振或厌恶油腻、恶心、呕吐等一系列反应。孕妈妈无需特殊处理，只要保证清淡饮食，及时补充水分即可。

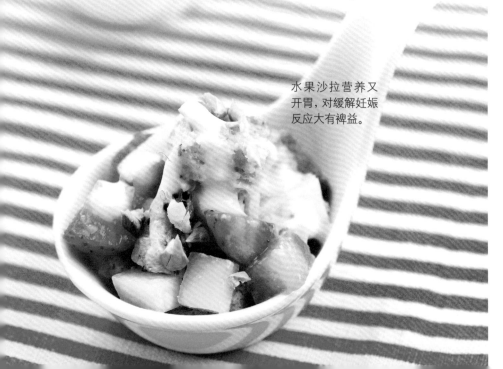

水果沙拉营养又开胃，对缓解妊娠反应大有裨益。

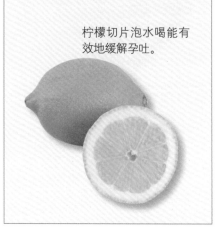

柠檬切片泡水喝能有效地缓解孕吐。

时常称体重

本月开始，孕妈妈可以有意识地时常称称体重了，可以拿一个本子将每月、每周的体重记录下来，也可以将数值标记在本书第 19 页的图表中，督促自己控制孕期的体重。孕妈妈的体重增长线越接近标准曲线越好，因为不管是增重太多还是增重过少，都对胎宝宝的健康发育不利。

健康增重有方法

本月很多孕妈妈的体重会有所减轻，此时并不强求孕妈妈增加体重，只要保证胎宝宝正常发育即可。但如果体重减轻太多，就要想方设法让自己增加体重了。其实方法很简单，就是要在身体允许的情况下，尽可能多吃一些。孕妈妈一次吃不了太多，可以增加餐次，即在三餐之间再适当添加一些热量高的食物，如肉、蛋、奶和主食等。

1. 适当吃一些零食，可以是坚果类的零食。坚果类零食热量较高，且营养丰富，既可以帮助孕妈妈增重，又能保证孕妈妈的营养。

2. 多吃一些主食。怀孕前为了节食瘦身，一些孕妈妈已经习惯了每餐少吃主食，可是怀孕后，为了增重必须要多吃一些主食了。

3. 三餐之外加餐。每天吃 5 餐，加餐宜选用牛奶、酸奶、鸡蛋、坚果等富含蛋白质的食物。

4. 要吃肉。不管肥肉还是瘦肉，每天都要吃一些，最好每天食用量达到 200 克以上。

增重过少的危害

孕妈妈体重过轻易生出低体重儿。体重低于 2.5 千克的新生儿称为低体重儿，这样的宝宝皮下脂肪少，保温能力差，呼吸和代谢机能都比较弱，容易患病，而且出生后的死亡率比正常体重的宝宝要高，智力发育也会受到一些影响。

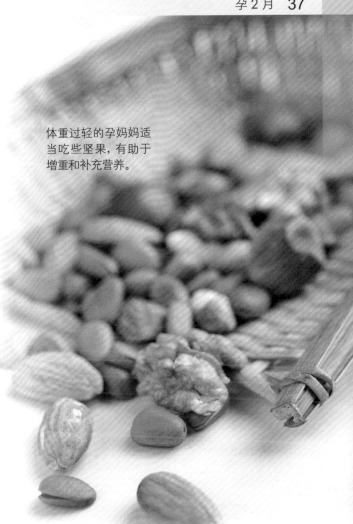

体重过轻的孕妈妈适当吃些坚果，有助于增重和补充营养。

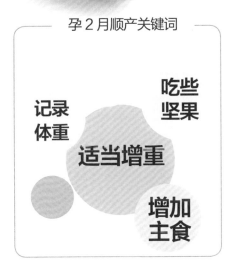

孕 2 月顺产关键词

吃些
坚果

记录
体重

适当增重

增加
主食

重视产检，提升顺产概率

本月需要进一步确认怀孕及排除宫外孕，除此之外，还可以通过超声波检查（包括 B 超、三维或四维彩超等，一般用 B 超）观察胎囊和胎心搏动。孕妈妈可以提前了解一下产检需要检查的项目和注意事项，做到心中有数。

孕 2 月产检项目

产检项目	检查内容和目的	标准值
尿常规检查	• 便于医生了解肾脏的情况	• 正常：尿蛋白、尿葡萄糖及尿酮体均为阴性
血压检查	• 时刻监测孕妈妈的血压值	• 收缩压（即高压）：90~140 毫米汞柱 • 舒张压（即低压）：60~90 毫米汞柱
超声波检查	• 通过超声波可计算出胎囊大小，根据胎宝宝头至臀部的长度值即可推算出怀孕周数及预产期，此外还能监测有无胎心搏动及卵黄囊等，及时发现胚胎的发育异常情况	• 胎心搏动在孕 6~8 周就可观察到。妊娠 6 周时胎囊直径约 2 厘米
血色素及血细胞比容的检查	• 检查是否有贫血现象	• 红细胞正常值：3~4.5 • 血细胞比容正常值：37%~48%
妇科产检	• 通过医生触摸观察子宫是否增大，是否变得柔软，宫颈是否着色发蓝，阴道黏膜是否充血并着色加深	• 子宫有柔软感即为正常
体重检查	• 随时监测体重增长情况	• 怀孕每周以后每周可增加 0.2 千克

利用 B 超评估胎宝宝的健康

整个孕期医生都会利用 B 超来评估胎宝宝的大小、胎位等情况，将不利于顺产的状况尽量排除。

一般在停经 6 周后，会通过做 B 超明确是否是正常妊娠或单胎、双胎等。如果是双胎宝宝，只要孕期胎宝宝大小控制好，胎位正，也是完全可以顺产的。

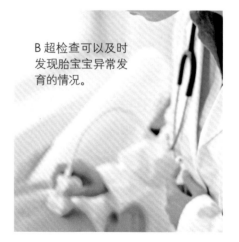

B 超检查可以及时发现胎宝宝异常发育的情况。

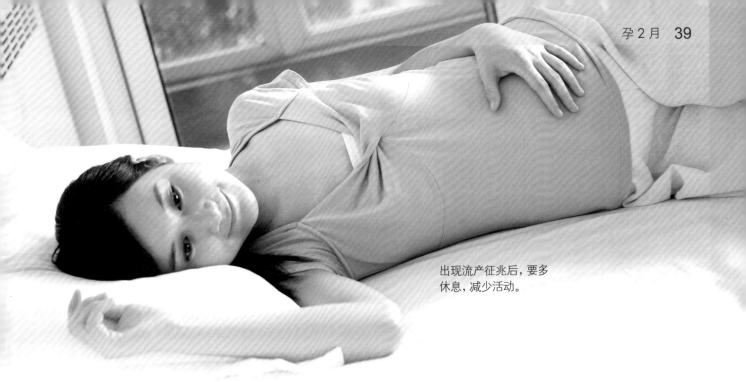

出现流产征兆后，要多
休息，减少活动。

小心宫外孕

宫外孕又称异位妊娠，也就是
在子宫以外的其他位置妊娠。如果
怀孕 30 天后，出现不规则流血、腹
痛症状，而平时就有一些妇科炎症，
如盆腔炎、附件炎、子宫内膜炎等，
就应该高度警惕是否为宫外孕了。

宫外孕典型症状可归纳为三
大症状，即停经、腹痛、阴道出血，
但其症状常常是不典型的。如果怀
疑为宫外孕，应立即到医院确诊救
治，一旦确认宫外孕，通常要进行
急诊手术。

警惕葡萄胎

葡萄胎指胎盘底部的微细绒
毛产生异常，子宫内形成葡萄形状
的水泡，并充满子宫。如是葡萄胎，
孕妈妈会有典型症状：恶心；孕吐
较正常妊娠发生早，症状重，持续
时间长；一般在停经后 8~12 周，阴
道会出现流血，部分患者在阴道出
血之前可出现严重的阵发性下腹痛
等症状；孕三四个月时会分泌大量
暗褐色分泌物，下腹产生膨胀感。
一旦出现这种情况，孕妈妈要及早
向医生咨询。

出现流产征兆怎么办

流产是指孕 28 周以内，由于
某种原因而发生妊娠终止的现象。
流产最主要的信号就是阴道出血和
腹痛。

如果孕妈妈发现自己阴道有
少量出血，下腹有轻微疼痛、下坠
感或者感觉腰酸，可能就是流产的
前兆。如遇到这种情况，孕妈妈先
不要紧张，注意休息，减少活动，
禁止性生活和阴道检查，如果症状
依然严重，孕妈妈要及时看医生，
听从医生的建议。万一出现不适合
保胎的情况，孕妈妈要听从医生的
指导和建议，调整好自己的心态，
为下一次怀孕做准备。

孕2月顺产饮食方案

进入孕2月，大部分孕妈妈已经知道自己怀孕了。相伴而来的头晕、乏力、嗜睡、恶心、呕吐、喜食酸性食物、厌油腻等妊娠反应表现明显。越是这个时候，孕妈妈越要注意饮食健康，尽量不要挑食，保持营养的全面和均衡。

预防孕吐的食物

1. 水或面包：早晨在床边准备一杯水、一片面包或几粒花生，可预防晨吐。
2. 柠檬：闻一闻柠檬的味道或是喝杯柠檬水，会缓解孕吐。
3. 含维生素B_6的食物：维生素B_6在麦芽糖中含量较高，每天吃一勺麦芽糖可辅助防治妊娠呕吐。
4. 凉拌菜：清爽的凉拌菜适合孕吐的孕妈妈。

克服孕吐，能吃就吃

恶心、呕吐让孕妈妈觉得吃什么都不香，甚至吃了就吐。这种情况下，孕妈妈不用刻意让自己多吃些什么，只要根据自己的口味选择喜欢吃的食物就可以了。少吃多餐、能吃就吃，是这个时期孕妈妈饮食的主要方针。

多吃开胃清淡食物

孕早期是妊娠反应较严重的时期，孕妈妈可以多吃些开胃的清淡食物，有助于减轻孕吐。孕吐严重的孕妈妈，容易引起体内的水盐代谢失衡，要注意补充水分。为了减轻妊娠反应带来的恶心、厌食，可以通过变化烹饪方法和食物种类，采取少食多餐的形式，来保证自己营养的摄入。

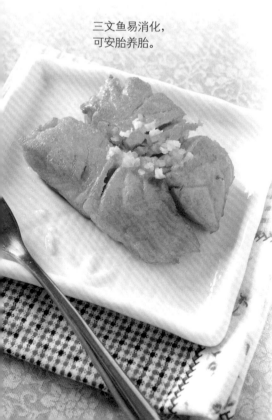

三文鱼易消化，可安胎养胎。

想顺产，多吃鱼

鱼类食品脂肪低、胆固醇低，含有大量的优质蛋白质。孕妈妈常吃鱼对母子大有裨益，安胎防早产。孕妈妈每周应至少吃一次鱼，尽量吃不同种类的鱼。保留营养的最佳烹饪方式就是清蒸。用新鲜的鱼炖汤，也是保留营养的好方法，并且特别易于消化。

孕2月顺产关键词

防孕吐
饮食清淡
每周吃一次鱼
远离禁忌食物
补充水分

不可全吃素食

孕妈妈这个月的妊娠反应会比较大，不喜欢荤腥油腻，喜欢吃素食，这种做法可以理解，但是长期吃素就会对胎宝宝形成不利影响。母体摄入营养不足，势必造成胎宝宝的营养不良。素食一般含维生素较多，但是普遍缺乏一种叫牛磺酸的营养成分。一般需要从肉食中摄入一定量的牛磺酸，以维持正常的生理功能，如果缺乏牛磺酸，会对胎宝宝的视网膜发育造成不利影响。

孕吐期可选自己喜欢的吃

孕 2 月，很多孕妈妈都开始有妊娠反应了，不喜欢闻油腻的味道，此时硬逼着自己吃大鱼大肉去补身体，不仅会给孕妈妈造成身体上的痛苦，也会形成心理上的压力，反而不利于胎宝宝发育。不妨就按照孕妈妈平常的饮食习惯，喜欢吃什么就吃什么，在食量方面与平常差不多就可以，不必硬逼着自己多吃，因为在怀孕前 3 个月，孕妈妈体重增长比较缓慢，一般不需要额外补充营养。

孕妈妈平时可以用枸杞子、羊肉、百叶、鸭肉等温热性的食物熬粥或炖汤，滋补的同时养胃护脾，每次 1 小碗。注意不要过量，过量会增加肾的负担，不利于健康。另外，孕妈妈若过多食用动物肝脏，体内维生素 A 明显过多，会影响胎宝宝的大脑和心脏发育。

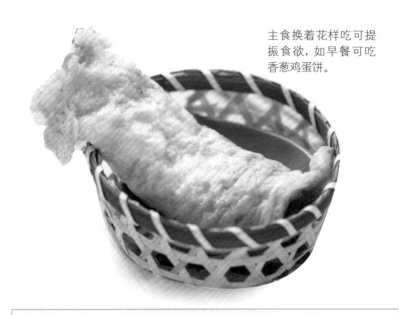

主食换着花样吃可提振食欲，如早餐可吃香葱鸡蛋饼。

素食妈妈宜常吃这些

1. 奶制品：素食孕妈妈可以每天喝250毫升牛奶、125毫升酸奶，也可以每天吃两三块奶酪。
2. 豆制品：可以常吃大豆和豆腐、豆腐干、豆浆等豆制品。
3. 选择全谷物粮食：可在早餐时适当吃些全麦面包和麦片。
4. 鸡蛋和坚果：每天适当吃几粒坚果和1个鸡蛋。

孕 2 月顺产关键词

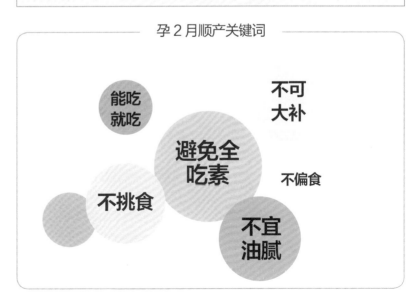

能吃就吃
不可大补
避免全吃素
不偏食
不挑食
不宜油腻

正确吃酸味食物

　　不少孕妈妈在孕早期嗜好酸味的食物，但一定不要选择经过加工制作的酸味食物，如腌制话梅、话梅糖、酸汤调料以及各种酸菜、酸黄瓜等。这些食物在制作过程中加入了一定量的食品添加剂，多食不利于孕妈妈及胎宝宝的健康。孕妈妈可改食天然酸味食物，如西红柿、樱桃、杨梅、橘子、草莓等。

来点凉拌开胃菜，健康又抑吐

　　孕吐让孕妈妈没有胃口，甚至吃了就吐。而麻酱油麦菜、什锦沙拉等凉拌菜是不是听起来就很有胃口呢？凉拌菜少油不腻、清淡爽口，适合孕吐严重的孕妈妈。而且其色彩鲜艳清新，能很好地提升孕妈妈的胃口。凉拌菜不经过高温烹饪，能更好地保持蔬菜中的营养成分，让孕妈妈和胎宝宝吸收得更好。

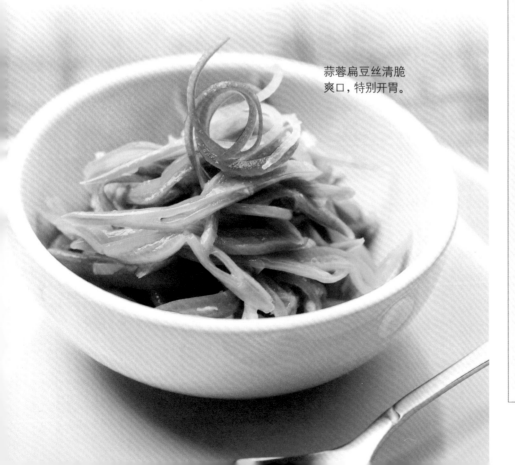

蒜蓉扁豆丝清脆爽口，特别开胃。

胎宝宝不喜欢的垃圾食品

1. 油炸食品：制作油炸食品的油经过反复加热、煮沸，含有很高的致癌有毒物质。孕妈妈经常食用会伤及正在发育的胎宝宝。

2. 腌制食品：这类食品维生素损失较多，会影响孕妈妈和胎宝宝的健康。如香肠、腌肉、熏鱼、熏肉等，其中含有可导致胎宝宝畸形的亚硝胺，所以孕妈妈最好不吃。

3. 罐头食品：罐头食品含有大量化学添加剂，孕妈妈食用过多，长时间不能转化或排泄，这些化学物质则会通过胎盘输送到胎宝宝血液循环中，影响胎宝宝大脑的健康发育。

罐头食品中添加剂多，孕妈妈要少吃。

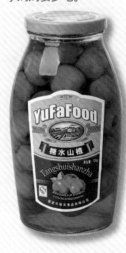

活跃肠胃，吃好早餐

早餐的重要性不必多说了，孕妈妈不吃早餐，挨饿的可是两个人，这对胎宝宝的生长发育极为不利，所以孕妈妈一定要吃早餐，还要吃好。为了刺激食欲，可以每天早晨喝一杯温开水，稀释血液，增加血液的流动性，使肠胃功能活跃起来，同时也可以活跃其他器官功能。

在早餐品种上，牛奶、鸡蛋、麦麸饼干、全麦面包都是不错的选择。清淡的粥、面条等主食，外加适量的蔬菜、水果也是不错的选择。如果胃口实在不好，建议早餐喝点清淡的汤粥，既能补充营养又能补水，清淡的口味还有助于提升孕妈妈的胃口。

晚餐应控制食量

晚上孕妈妈吃得过饱会增加胃肠负担，睡眠时胃肠活动减弱，不利于食物的消化吸收。所以，孕妈妈晚餐少吃一点为好，并在晚餐中增加牛奶、坚果、水果等食物，营养又不油腻，让孕妈妈有好胃口。

不能因尿频就减少喝水

怀孕后子宫会变大，影响到骨盆腔内器官，使膀胱受到的压力增加，会出现尿频的现象。孕初期尿频是很正常的，孕妈妈不妨多上几

次厕所，千万别因此就不喝水或少喝水，或者憋尿。如果尿频的同时，小便时伴随疼痛或有烧灼感，要立即去看医生。

孕吐严重、饥饿时可以吃点坚果

孕期的饮食营养均衡是很重要的，孕妈妈要注意粗细搭配、干稀搭配、荤素搭配。合理的饮食搭配会促进孕妈妈的食欲，同时也能满足各种营养的需求。孕吐严重的孕妈妈，可以随身携带些瓜子、松子、腰果等坚果类小零食，饿了就吃一点，不仅能补充营养，抵消饥饿感，而且坚果中的维生素 B_6 还可以缓解孕吐。

少吃盐，不吃味精

盐中的钠可加重水肿，使血压升高，所以盐的摄入量每天应控制在 6 克以内。调味品也要少吃。多食调味品会诱发高血压、胃肠炎等多种病变，还可能会导致人体细胞畸变，形成癌症。

味精更不要吃了，因其主要成分是谷氨酸钠，容易与胎宝宝血液中的锌结合，形成不能被身体所吸收的谷氨锌而随尿排出，从而导致胎宝宝缺锌。

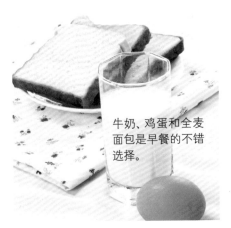
牛奶、鸡蛋和全麦面包是早餐的不错选择。

不要强迫自己进食

孕妈妈如果觉得好像吃什么都会恶心，那就吃些能提起胃口的食物，哪怕这些食物不能达到营养均衡也不要紧。不管什么东西，多少吃进去一点，但是不要想着为胎宝宝补充营养而强迫自己进食，这样只会适得其反。

早餐方案备选

1. 红薯山药粥1碗、清炒蚕豆1份、鸡蛋1个。

2. 奶香玉米糊1碗、南瓜饼1个。

3. 酸奶1杯、水果沙拉1份、全麦面包1片。

4. 西红柿鸡蛋面1碗、清炒油麦菜1份。

5. 三明治1份、豆浆1杯、鸡蛋1个。

孕2月孕妈妈、胎宝宝重点营养素补充

这个月是胎宝宝器官形成的关键时期，尤其是脑部器官和神经系统开始发育，倘若营养供给不足，会引起胎宝宝生长迟缓、过小、畸形等问题。孕妈妈应多补充蛋白质、碳水化合物、维生素和锌等矿物质。

专家建议

这一时期最易发生先兆流产和自然流产，孕妈妈应避免剧烈运动。因妊娠反应，孕妈妈会比较倦怠，再加上吃得精细，很容易引起便秘，可多吃香蕉、蜂蜜、芝麻等有润肠功能的食物或红薯、玉米、芹菜等富含膳食纤维的食物。

蛋白质

本月对于蛋白质的摄入，不必刻意追求一定的数量，但要注意保证质量。

豆制品
瘦肉

维生素

维生素对保证早期胚胎器官的形成发育有重要作用，孕妈妈需特别多吃一些富含维生素的食物。

蔬菜
水果

叶酸

本月是胎宝宝神经系统形成和发育的关键期，叶酸要继续补充，并坚持每天补充。

油菜
鸡肝

胎宝宝壮，孕妈妈瘦

这个时期胎宝宝的主要器官开始全面发育，孕妈妈的饮食要能够满足胎宝宝的正常生长发育和孕妈妈自身的营养需求。每日的饮食应注重荤素搭配，如果吃不下荤腥可用适量的坚果类食物代替。

碘

碘是甲状腺素组成成分。甲状腺素能促进蛋白质的生物合成，促进胎儿生长发育。

海带
紫菜

碳水化合物

碳水化合物是为人体提供能量的重要物质，可以防止孕妈妈因出现低血糖发生意外。

五谷
杂粮

锌

锌缺乏，会对胎宝宝神经系统发育造成障碍，所以给胎宝宝补锌就显得很重要。

糙米
海产品

孕 2 月不长胖、促顺产的明星食材

苹果

苹果中含有果胶，可促进胆固醇代谢，促进脂肪排出，对于孕妈妈控制体重有不错的效果。

生吃
做沙拉

香蕉

熟透的香蕉可以辅助预防便秘、调节情绪、改善食欲，孕妈妈适当吃一些，对控制体重合理增长有一定帮助。

香蕉粥

西红柿

西红柿糖分不高，如果孕妈妈把西红柿当水果吃，有助于控制体重。

炒食
凉拌

胎宝宝壮，孕妈妈瘦

本月的饮食要点就是预防孕吐、安胎，同时还要控制体重，这样才能成功实现顺产的目标，下面几种食材均有各自相关的功效，孕妈妈可千万不要错过哦！

油菜

油菜鲜嫩葱绿，烹熟后清淡爽口。孕妈妈常吃可保胎、安胎。胎宝宝健康，是顺产的前提。

香菇
炒油菜

香菇

香菇是高蛋白质、低脂肪、低碳水化合物的食物，能够增强孕妈妈的免疫力，为顺产打下良好的基础。

香菇
炖鸡

鲤鱼

鲤鱼肉质鲜美，且热量较低，既能够帮助孕吐严重的孕妈妈增加食欲，也能控制孕妈妈的体重合理增长。

清蒸
鲤鱼

晚餐别吃多，体重不超标

孕妈妈晚饭吃得过于丰盛和过饱，不仅会造成营养摄取过多，还会增加肠胃负担，特别是晚饭后不久就睡觉，更不利于食物的消化。

专家建议

新鲜的蔬菜和水果、天然的五谷杂粮会让孕妈妈获得健康和充足的营养，而垃圾食物除了满足口欲之外，只会给肠胃增加更多的负担。

适度运动助顺产

　　孕 2 月，孕妈妈已经得知了怀孕的好消息，但此时胚胎着床还不稳定，而且孕妈妈还会有明显的孕吐现象，所以此时的运动宜以舒缓为主，可以继续以孕 1 月的散步、孕妇瑜伽为主。从现在开始，孕妈妈和刚刚扎根的胎宝宝一起"动"起来吧。

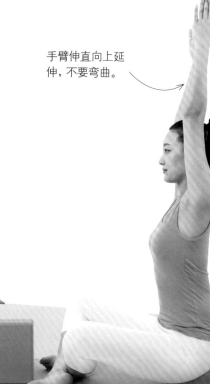

益处

坐立前屈能延展孕妈妈的背部、腰腹，帮助孕妈妈放松身体肌肉，调整身心状态。

坐立前屈运动

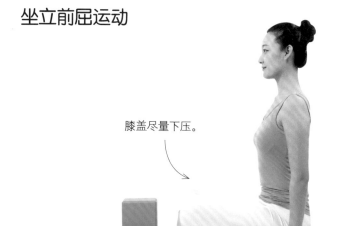

膝盖尽量下压。

手臂伸直向上延伸，不要弯曲。

1 臀下坐瑜伽砖，胳膊有力地支撑有利于背部向上伸展，双腿简单交叉，交叉点以小腿中间点为宜。

2 吸气，双手向上举过头顶，尽可能延展腰部向上。

锻炼部位 背部及腰部，可有效缓解背部疼痛，减轻疲劳的同时，使得呼吸更加轻松。

运动频率 每天早晚各1次，每次5组。

辅助工具 瑜伽垫及瑜伽砖，孕妈妈也可以用厚一点的毛毯，折叠起来使用。

感受腰背部的拉伸，控制好呼吸节奏。

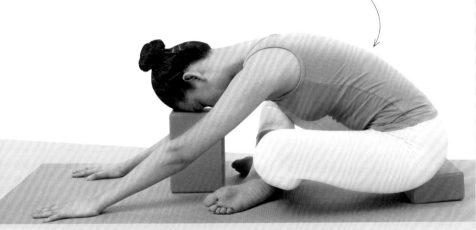

3 呼气时向前伸展身体，将额头放在提前准备的瑜伽砖上，双腿尽量放松。在此姿势停留 5 组呼吸后，双腿交换，再做 1 遍。

准爸爸这样做 准爸爸参与进来更快乐，可以用胳膊或者手充当瑜伽砖，托起孕妈妈的头部。

注意事项 运动期间如果出现孕吐、头晕等症状，要立即停止运动，平躺休息。

第 9 周
胎宝宝所有的内脏器官都慢慢成形。心脏分成四个腔，手、脚、四肢完全成形，手指甲、脚趾甲、最初的毛发也依稀可见。眼皮覆盖了双眼，长出鼻尖，五官和大关节部位已经明显可辨。

第 10 周
本周胎宝宝重约 5 克，脑发育非常迅速，眼睛和鼻子清晰可见，心脏完全发育好了，神经系统开始有反应。肝脏、脾脏、骨髓开始制造血红细胞。牙齿也开始成形，到本月末，会长出 20 颗小牙苞。

第 11 周
胎宝宝的身长和体重都增加了 1 倍，因为重要的器官都已经大致发育完全，算是度过了发育的关键期。这时，能保护眼睛免受光线刺激的虹膜开始发育。

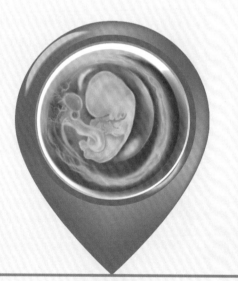

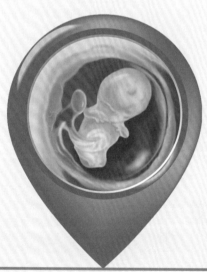

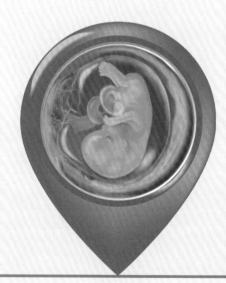

第 9 周

第 10 周

第 11 周

第 12 周
此时胎宝宝已经初具雏形了，大脑
和各种器官仍在发育，骨头在硬化，
手指和脚趾已经能五指（趾）分开，
指甲和毛发也在生长，声带也开始
形成了。胎宝宝的生殖器官开始呈
现出性别特征，垂体开始产生激素。

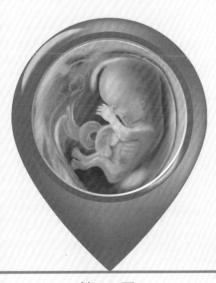

孕 3 月

　　本月胎宝宝已经初具雏形了，可以真
正地叫作胎宝宝了，只是他的活动还不强
烈，孕妈妈暂时还不能感觉到胎动。到了
本月末，孕妈妈可能会发现乳房胀大、小
腹微微隆起的情况，这时要注意更换大尺
码的内衣了。

第 12 周

孕 3 月体重管理

孕吐严重的孕妈妈体重也许还处于负增长状态，不要着急，随着孕吐的减轻，食欲慢慢恢复后，体重就开始慢慢增加了。本月孕妈妈要坚持多样补充、足量补充和优质补充的饮食原则。

超重不利于顺产

超重的孕妈妈患上妊娠并发症的概率比正常的孕妈妈高得多，这些并发症包括妊娠高血压综合征、妊娠糖尿病、产后抑郁症等。而超重的孕妈妈分娩巨大儿的概率也随之增加，从而导致难产和剖宫产的概率增加，会加重身体的损伤。

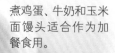

煮鸡蛋、牛奶和玉米面馒头适合作为加餐食用。

关注体重变化

到本月末，胎宝宝会长到 6 厘米左右，重约 7 克，孕妈妈的体形不会有明显改变，可能增加的体重自己也没有察觉到，有些孕妈妈还会与孕 2 月一样，出现体重不升反降的情况，不用过分担心，维持营养均衡就可以了。

如果孕妈妈早孕症状不严重，可以正常进食、补充营养，同时也要关注自己的体重，本月孕妈妈增重 0.5 千克左右较为适宜。

不要过分控制体重

很多孕妈妈在本月仍然被孕吐所苦，此时就不用过分地控制体重，只要能吃下去就可以了。但孕妈妈在吃什么上面要有取舍，油炸等高热量食物不仅不能提供丰富的营养，还会让孕吐加重，所以孕妈妈一定不要吃。

本月孕妈妈可以简单做一些有助于顺产的运动，但一定不要进行剧烈运动，也不要刻意利用运动来控制体重，以免出现流产的危险。

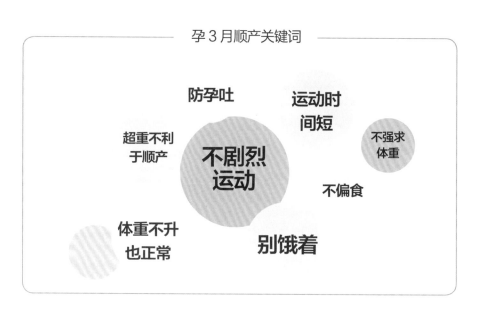

孕 3 月顺产关键词

防孕吐　运动时间短　超重不利于顺产　不剧烈运动　不强求体重　不偏食　体重不升也正常　别饿着

体重下降，不要盲目增肥

　　孕早期，孕妈妈通常都会受到妊娠反应的影响，出现体重不升反降的情况。孕妈妈不要盲目认为怀孕就应该长胖，要先了解自身的状况，了解这一时期体重下降的原因，以及是否会对自己和胎宝宝有不好的影响。

　　这个时候孕妈妈想要保持体重，就应该吃些口感清爽、高营养的食物，如鸡丝面、鸭肉粥等，而牛排、乳酪蛋糕等易加重孕吐情况的油腻食物就不适宜本月的孕妈妈食用了。

巧用饮食日记

　　孕妈妈可以每天记录早、中、晚餐的饮食内容，帮助自己了解一天中所吃进的食物。通过记录饮食日记，明白自己每天是否吃得营养均衡了，食量是多了还是少了，以此来达到控制体重、保健的双重目的。饮食日记要长期坚持，孕妈妈每天动动笔吧。

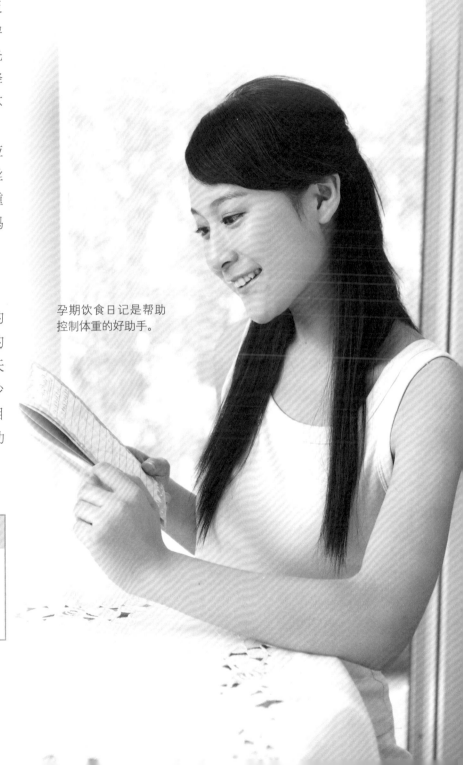

孕期饮食日记是帮助控制体重的好助手。

体重管理贯穿整个孕期

体重管理不是一朝一夕的事情，要从孕早期就开始注意控制，否则，就算孕晚期再如何严格控制体重也起不到很好的效果，既不利于顺产，也不利于孕妈妈产后恢复。

重视产检，提升顺产概率

本月，孕妈妈就进入了正式产检的程序。在孕 12 周时，孕妈妈会进行第 1 次正式产检，此次产检的项目比较全，也比较多，孕妈妈可以提前了解产检的项目和注意事项，有助于轻松完成产检。

孕 3 月产检项目

产检项目	检查内容和目的	标准值
血常规检查	• 如果母亲贫血，不仅会出现产后出血、产褥感染等并发症，还会殃及胎宝宝，例如易感染、抵抗力下降、生长发育落后等	• 血红蛋白计数：110~160 克 / 升
乙肝六项检查	• 乙肝病毒携带者母亲所生的婴儿，出生 1 年内将有 25%~40% 成为乙肝病毒携带者。若女方是表面抗原阳性，通过婚前卫生指导，告知其怀孕后进行乙肝"三阻断"，可以有效地预防母婴传播，从而将母婴乙肝病毒感染率降低 2/3	• 表面抗原 (HBsAg)，阴性 • 表面抗体 (抗 - HBs)，阴性（打过预防针的表面抗体会呈阳性，为正常） • e 抗原 (HBeAg)，阴性 • e 抗体 (抗 - HBe)，阴性 • 核心抗体 IgG（抗 - HBc IgG），阴性 • 核心抗体 IgM（抗 - HBc IgM），阴性
尿常规检查	• 便于医生了解肾脏的情况	• 正常：尿蛋白、尿葡萄糖及尿酮体均为阴性
体重检查	• 如果体重增长过快，医生就会给孕妈妈开出控制饮食的方案，当然如果体重增长过少，医生也会建议孕妈妈多补充些营养	• 最理想的怀孕体重是在怀孕的前 3 个月以内增加 2 千克
多普勒听胎心音	• 怀孕第 12、13 周时，已经能听胎心音	• 120~160 次 / 分钟
"四毒"检查	• 检查内容包括：风疹病毒、巨细胞病毒、弓形虫病毒、单纯疱疹病毒	• 正常：均为阴性
艾滋病病毒检查	• 孕妈妈感染艾滋病，病毒可以通过胎盘传染胎宝宝或分娩时经产道出生后经母乳传染新生儿	• 正常：阴性
梅毒血清试验检查	• 预防梅毒造成流产、早产、新生儿先天性梅毒	• 正常：阴性

孕妈妈状态不好，影响胎心音监测结果

听胎心音时，如果孕妈妈发热、生气、失眠、喝浓茶或咖啡、精神亢奋等，都会引起胎宝宝心率加快，所以在测胎心音之前，孕妈妈需要保持良好的心态和轻松的心情，避免大悲大喜等情绪波动，并且要少喝咖啡和浓茶。

孕 3 月顺产饮食方案

孕妈妈这个月的妊娠反应会更严重一些，猛烈的呕吐、胃部不适等会明显影响食欲。孕妈妈应遵循少吃多餐原则，可以在自己有胃口的时候多吃一些，对食物的选择也不必过分计较是否营养均衡，想吃什么就吃什么，但要尽量避免辛辣、油腻的食物。

宜注意餐次安排

随着胎宝宝的生长，孕妈妈胃部受到挤压，食量减少，在餐次安排上要少食多餐，可将全天所需的食品分五六餐进食，在正餐之间安排加餐。热量的分配上，早餐的热量占全天总热量的30%，要吃得好；午餐的热量占全天总热量的40%，要吃得饱；晚餐的热量占全天总热量的30%，要吃得少。

不要吃生食和不新鲜的食物

有些孕妈妈喜欢吃寿司、生鱼片，那么怀孕之后应该戒掉了。生鱼片、生鸡蛋以及未煮熟的鱼、肉、蛋等食物，不仅营养不易吸收，而且可能存在未被全部杀死的细菌，会对孕妈妈和胎宝宝的健康造成威胁。

除此之外，孕妈妈也不宜吃不新鲜的食物、不能确认的野生菌类，以及变质或久放的水果、蔬菜等。在饮食上把好关，才能孕育出健康宝宝。

孕妈妈制作肉食时要注意烹饪方法，不要为了追求肉质鲜嫩就缩短烹饪时间，做牛排、爆羊肉等食物时，应当将肉煎熟、炒熟。食用新鲜水果、蔬菜前还要注意彻底清洗，可以通过浸泡的方法，去除蔬果表面的农药、杂质等物质。

不宜滥用人参

人参属大补元气之品，有些孕妈妈觉得没有吃到什么营养，想要用人参大补，其实过多服用人参容易出现兴奋激动、烦躁失眠、咽喉干痛和血压升高等不良反应。不仅使孕妈妈得不到好的休息，还会加重孕吐、水肿，增加患妊娠高血压综合征的危险。

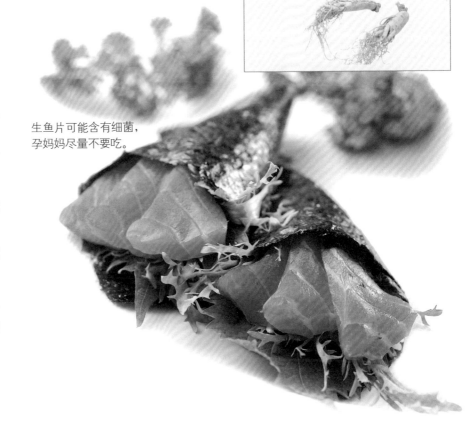

生鱼片可能含有细菌，孕妈妈尽量不要吃。

适量吃大豆类食品

由于这个月孕妈妈的孕吐比较严重，对大豆类食品中的"生豆气"比较敏感，但是这个时候还是应该克服心理上的排斥，适当摄取豆类食品，可以吃"生豆气"较少的豆腐及豆制品。大豆类食品中富含人体所需的优质蛋白和 8 种必需氨基酸，其中谷氨酸、天冬氨酸、赖氨酸等物质的含量是大米含量的 6~12 倍。孕妈妈每天吃 100 克左右豆制品即可。

选择健康零食

孕期，尤其在妊娠反应严重的孕早期，孕妈妈可以准备一些小零食，适当吃一些可以起到缓解作用，而且肚子饿时，也可以拿来补充能量。但孕期零食选择有讲究，如果有可能，尽可能多吃一些水果、坚果等营养丰富的食物，少吃热量、脂肪、糖、盐含量高的零食，如薯片、巧克力、薯条、炸花生等。这些食物中还常常含有人工色素和添加剂，对人体健康有害，不利于胎宝宝的生长发育。

必需氨基酸

必需氨基酸指的是人体自身不能合成或合成速度不能满足人体需要，必须从食物中摄取的氨基酸。缺乏必需氨基酸会使胎宝宝发育迟缓，孕妈妈每天要有意识地摄入。

每天 1 个苹果

孕妈妈孕吐比较严重时，不妨吃个苹果吧，不仅可以生津止渴、健脾益胃，还可以缓解孕吐。苹果还有缓解不良情绪的作用，对遭受孕吐折磨、心情糟糕的孕妈妈有安心静气的作用。孕妈妈吃时要细嚼慢咽，或将其榨汁饮用，每天 1 个即可。

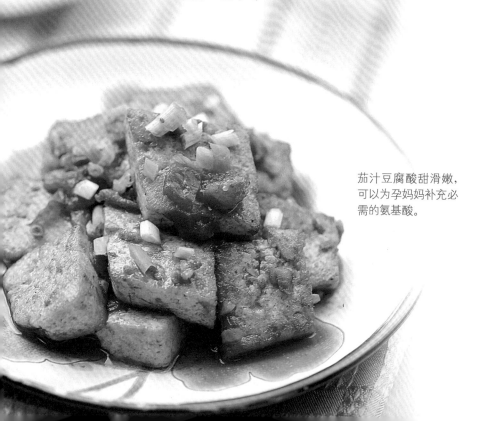

茄汁豆腐酸甜滑嫩，可以为孕妈妈补充必需的氨基酸。

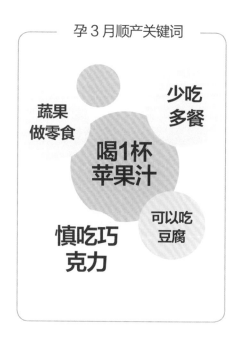

孕 3 月顺产关键词

蔬果做零食　少吃多餐　喝1杯苹果汁　可以吃豆腐　慎吃巧克力

吃些抗辐射的食物

在工作和生活当中，电脑、电视、手机等各种电器都会产生电磁辐射。因此，孕妈妈应多吃些抗辐射的食物。

西红柿、葡萄柚等红色水果含有大量番茄红素。番茄红素是抗氧化能力很强的营养素，其抗氧化能力是维生素 E 的 100 倍，具有极强的清除自由基的能力，有抗辐射、预防心脑血管疾病、提高免疫力、延缓衰老等功效。

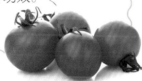

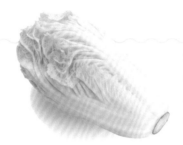

维生素 E 具有抗氧化活性，可减轻电脑辐射导致的过氧化反应，从而减轻对皮肤的损害。维生素 E 多存在于各种豆类、橄榄油和白菜中。

鱼肝油富含维生素 A，西蓝花、胡萝卜等富含 β - 胡萝卜素，不仅能保护视力，使眼睛在暗光下清楚地看东西，还能抵抗电脑辐射的危害。

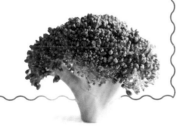

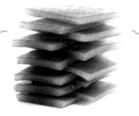

海带是放射性物质的"克星"。海带含有一种被称作海带胶质的物质，可促使侵入人体的放射性物质从肠道排出，孕妈妈可适当多吃些。

孕期可吃酸味食物

很多酸味蔬果都适合孕妈妈食用，如西红柿、草莓、杨梅等，既开胃也有助于增强孕妈妈的抵抗力和免疫力。另外，也可以喝点酸奶来缓解孕吐症状。

孕早期不要吃太多山楂

山楂对孕妈妈子宫有收缩作用，如果孕妈妈在本月大量食用山楂食品，就会刺激子宫收缩，甚至导致流产。如果孕妈妈特别想吃酸的食物，可用其他水果代替山楂。也可以将柠檬榨汁后稀释，加些蜂蜜或蜜糖喝。炒菜时也可将菜肴做成酸味，如醋熘土豆丝、醋熘白菜等，以满足孕妈妈的口味。

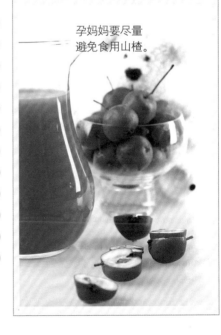

孕妈妈要尽量避免食用山楂。

孕 3 月孕妈妈、胎宝宝重点营养素补充

本月虽然也是胎宝宝发育的关键期，但是由于胎宝宝体积尚小，所需的营养素不是很多，这个时期孕妈妈的营养需求应该以质取胜，而不是量。孕妈妈可重点补充多种维生素和矿物质，尤其要补充维生素 A、维生素 B_{12} 和铁、铜等。

专家建议

本月是流产高发期，孕妈妈一定要特别注意饮食，山楂、发霉的食物、罐头食品尽量不要食用，而且，孕妈妈在本月中可能出现尿频现象，但不要因为担心尿频而不去喝水，应及时补充水分。

DNA
孕妈妈如果缺少 DHA，会对胎宝宝大脑及视网膜的形成和发育产生不利影响。

核桃
鱼

镁
镁有利于骨骼和肌肉的发育，因此对本月胎宝宝骨骼的正常发育有很重要的意义。

玉米
猕猴桃

维生素 A
维生素A可保证胎宝宝上皮组织、眼部的正常发育，维生素A多存在于肉类中，素食孕妈妈需要注意补充。

蛋黄
猪肝

胎宝宝壮，孕妈妈瘦
这个月是胎宝宝脑细胞发育非常活跃的时期，孕妈妈应适当摄取有益于促进大脑发育的食物，可重点补充 DHA 和多种维生素及矿物质，黄豆、鸡肝、菠菜、核桃、虾、鱼类等都是既不容易长肉又有营养的食物。

维生素 B_{12}
维生素 B_{12} 对胎宝宝神经发育有帮助，孕妈妈每天宜摄入维生素 B_{12} 三四微克。

虾
鸡肝

铜
如果孕妈妈体内缺铜，会影响胎宝宝的正常发育与健康。每天补充量为2毫克。

牡蛎
蘑菇

铁
缺乏铁元素会导致孕妈妈贫血、免疫力低下，也有可能导致胎宝宝生长发育迟缓。

牛肉
鸭血

孕 3 月不长胖、促顺产的明星食材

黄豆
黄豆中植物蛋白和维生素B$_{12}$含量较为丰富，可提高孕妈妈的免疫力，保证胎宝宝神经系统发育。

黄豆炖海带

西蓝花
西蓝花可预防胎宝宝发育迟缓，且能增强体质，让孕妈妈安然度过孕早期，为以后的分娩做好准备。

炒食凉拌

黄瓜
黄瓜有安神的作用，可帮助孕妈妈度过孕吐强烈的孕早期。另外，黄瓜可以帮助较胖的孕妈妈控制体重。

炒食

胎宝宝壮，孕妈妈瘦
孕 3 月的饮食要点是缓解孕吐、安胎，同时还要控制体重，注意补充有助于胎宝宝大脑发育的 DHA，孕妈妈不用为吃什么而发愁，这就给孕妈妈选出适合本月食用的食物。

玉米
玉米对安胎有一定帮助。孕妈妈可以将玉米粒和大米一起蒸饭，减少碳水化合物的摄入，增加膳食纤维，不易长胖。

煮食炒食

核桃
核桃对于腰痛无力有一些食疗作用，可帮助孕妈妈增强体质，为顺产保驾护航。

鲈鱼
鲈鱼是高蛋白质低脂肪食物，是本月为胎宝宝提供优质营养素，还不会导致孕妈妈长胖的不错食材。

清蒸

熬粥生食

糖分摄入要适量
本月孕妈妈食欲不振，需要补充一些糖分来保证充足的能量，也有利于孕妈妈保持体重。但摄取糖分应适量，以免因糖代谢过多消耗维生素。

专家建议
孕 3 月，孕妈妈的肾脏功能相对减退，应适度减少摄入钠，饮食宜清淡，否则，易引起水肿，会增加孕妈妈患妊娠高血压的危险，也不利于顺产。

适度运动助顺产

本月，胎盘和母体子宫壁的连接还不稳固，如果孕妈妈动作不当使子宫受到震动，可能会影响胎盘与子宫壁的连接。所以，本月孕妈妈的活动仍是以舒缓的放松动作为主，活动幅度不宜过大，像跳跃、扭曲或快速旋转这样的运动千万不能做。

益处

调整体态，增加双腿的力量，缓解背部疼痛，使呼吸更加顺畅。

三角式伸展运动

下腰的时候速度要慢。

根据自身情况调整手臂伸展幅度。

臀部向上抬。

1 准备椅子放在垫子前侧，手扶椅座，双脚向后移动大概距离椅子1条腿的距离。

2 右脚置于椅座下端，脚尖向前，左脚脚跟向内旋转，右脚跟与左脚足弓对齐，右手支撑椅子，左手放于髋关节外侧。

3 右手置于椅座上，左手臂伸直，打开胸腔向左侧旋转，同时转动颈部，眼睛向左看或者向前看，当感觉稳定后，可把左手伸直向天空，在此体式停留5组呼吸后换另一侧。

瑜伽猫狗式

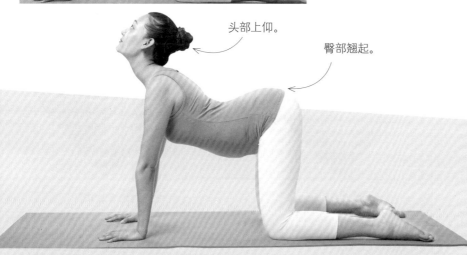

1 双手、双膝分开与肩同宽，找到中立位，双手置于肩膀下方，手指尽可能大地张开，来减少手腕的压力。双膝置于髋部下方，脚背放平，脚踝前侧展开。

2 深吸气时将背部向上推起，想象自己给宝宝一个很深的拥抱，双手和小腿同时向下推地板，找到背部伸展的感觉，此为猫式。

头部上仰。

臀部翘起。

3 呼吸时依然保持着抱宝宝的感觉不要丢掉，尽情打开胸腔，将胸椎的位置向前推送，头部抬起，同时注意肩膀远离耳朵，手臂和双腿依然有力量，没有将力量压在自己的肩关节上，此为狗式。

—— 要顺产更要安全 ——

锻炼部位　此动作可锻炼脊椎和背部肌肉，缓解背部紧张和疼痛。

运动频率　此运动练习频率为每周3~5次，每次5~8组。

辅助工具　孕妈妈可以在膝盖下垫一条毛毯，避免损伤膝盖。

准爸爸这样做　孕妈妈在做此运动时，准爸爸可以指导孕妈妈均匀呼吸。

注意事项　孕妈妈要保证身体支撑稳固，最好能够在防滑的瑜伽垫上进行练习。

第 13 周
胎宝宝在进一步发育。比如肺还没有发育成熟，眼睛和耳朵正在向正常的位置移动，生殖器官也在继续生长。虽然耳朵还没有发育完全，但他已经能够聆听声音了。

第 14 周
胎宝宝生长速度非常快，胎盘是他营养的供应基地。他现在可以活动手脚了，能弯曲、伸展手和脚的各个关节。头发也开始生长，神经系统的作用开始发挥到位，并且胎宝宝开始了吸气和呼气的练习。

第 15 周
胎毛已经布满了他的全身，并辅助他调节体温。眉毛也和头发一样在零星地生长，听觉器官还在发育之中，能通过羊水的震动感受到声音，还能听到妈妈的心跳。

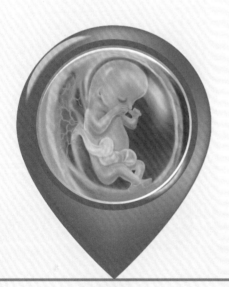

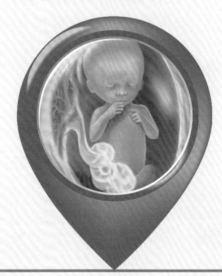

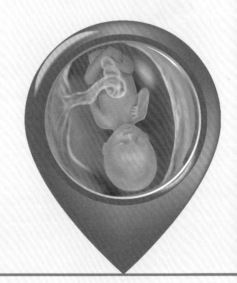

第 13 周

第 14 周

第 15 周

第 16 周
胎宝宝的胳膊和腿已经长成，关节能灵活活动，骨头也在硬化，呈现出暗红色。现在通过 B 超可以分辨出胎宝宝的性别。

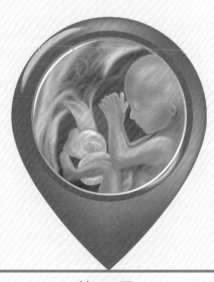

第 16 周

孕 4 月

本月孕妈妈的肚子已经开始显露了，妊娠反应开始逐渐消失了，胃口也逐渐好转，但是白带多、腹部的沉重感、尿频的情况依然存在。不过总的来说，孕妈妈已经迎来了最为舒服的孕中期。

孕 4 月体重管理

　　孕 4 月，大多数孕妈妈的妊娠反应已经消失了，胃口有所好转，体重可能会增加 1 千克左右。也有少数孕妈妈，妊娠反应时间比较长，体重没有明显增加，这些都是正常现象。不过不管是哪种情况的孕妈妈，都应更加关注体重的变化了。

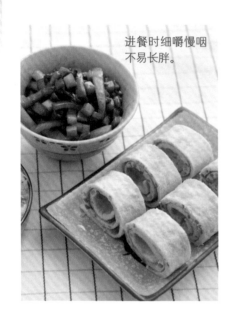

进餐时细嚼慢咽不易长胖。

吃要适可而止

　　本月开始，妊娠反应会有所减轻，孕妈妈可以吃得舒服一些了，但是可能不知不觉地就吃多了。对于孕妈妈来说，这可不是一件好事，随着食量的增长，体内的脂肪也会跟着增长，体重秤上的数字也跟着高涨。长胖不仅仅是影响了孕妈妈的体形，还易造成胎宝宝太大，不利于顺产。所以，孕妈妈要记住吃一定要适可而止。

吃东西不要狼吞虎咽

　　孕妈妈进食切忌狼吞虎咽，否则，容易导致体重超标。因为吃东西的速度过快，明明所摄取的食物分量已经足够了，可是大脑却还没接到饱食信号，所以在"不知饱"的情况下，会不知不觉地继续多吃多喝，热量摄入过多，自然会发胖。

　　而且，孕妈妈进食是为了充分吸收营养，保证自身和胎宝宝的营养需要，但狼吞虎咽会让食物不经过充分咀嚼就进入胃肠，营养得不到很好的吸收。

孕 4 月顺产关键词

预防便秘

超重不利于顺产

怀孕不能使劲吃

细嚼慢咽不长胖

勤称量体重

运动＋饮食

慢速进食吸收好

"怀孕就要使劲吃"不科学

孕妈妈要有科学的孕育观念，避免过去那种"怀孕了就要使劲吃"的老旧思想，这是没有科学道理的，吃太多致使营养过剩，不但使孕妈妈体重直线上升，增加患妊娠合并症的概率，对胎宝宝的发育也没有益处，还会使胎宝宝体形过大，增加顺产的难度，甚至导致无法顺产。

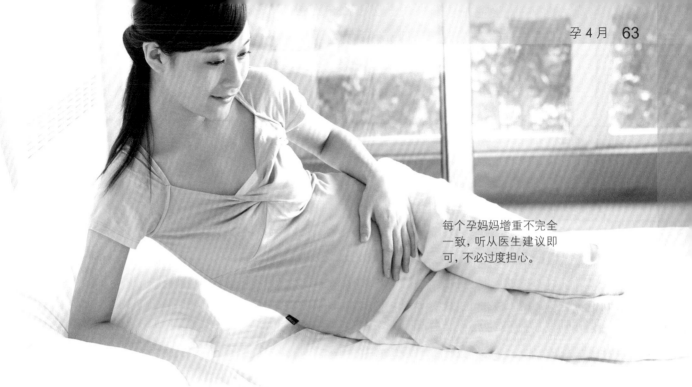

每个孕妈妈增重不完全一致，听从医生建议即可，不必过度担心。

搞懂孕期增重规律

有些孕妈妈会发现胃口好了，体重就一直往上蹿高，另外一些孕妈妈发现自己的孕吐情况减轻了，可是体重却一点儿变化都没有，就开始怀疑是不是营养没跟上。孕妈妈除了要对孕期增重做到心中有数，了解孕期自己大概会增重多少，也要知道孕期体重变化虽然代表着胎宝宝的发育情况，但数值并不是完全一致的，要根据自身情况和产检时观测的胎宝宝情况为准。孕妈妈不应过度担心，最好听从医生的建议。

预防便秘，真正做到管理体重

孕 4 月，增大的子宫挤压肠管易造成便秘，孕妈妈的体重看起来增加了，但其实并没有增长到胎宝宝身上，还会使孕妈妈的孕期生活痛苦不堪，下面几招教孕妈妈预防便秘，让孕妈妈管理真正的体重增长。

1. 孕期不吃辛辣及刺激性的食物，如花椒、大料等。

2. 每天坚持足够的室内或户外活动，活动的最佳方式是散步、简单的瑜伽运动。

3. 每天养成定时大便的习惯，不管有没有便意，都按时去厕所，慢慢就会养成按时大便的习惯。除了定时以外，孕妈妈一有便意要马上如厕，否则会加重便秘，引发痔疮。

4. 孕妈妈排便时最好使用坐式马桶，以减轻下腹部血液的淤滞和痔疮的形成。

5. 每天早上起床后，喝一杯白开水，有促进排便、预防便秘的功效。

孕期体重长在哪儿

1. 孕期子宫的肌肉层迅速增长，会让孕妈妈增重约0.9千克。

2. 孕妈妈的胎盘增重约0.6千克。

3. 孕妈妈的乳房会增加约0.4千克。

4. 孕妈妈的血容量会增加约1.2千克。

5. 孕妈妈的体液会增加约2.6千克。

6. 为哺乳储备脂肪约2.5千克。

7. 出生时宝宝的体重约3.3千克。

8. 整个孕期，孕妈妈增加的重量约11.5千克。

控制体重时应关注的几个数字

如果孕妈妈在怀孕期间出现以下任何一种情况，就必须引起足够的重视，因为这表明胎宝宝的生长发育情况可能存在异常，孕妈妈和胎宝宝的健康很可能正在受到威胁。如果孕妈妈的体重增长偏离标准的原因是太贪吃或者热量摄入不足的话，最好向医生咨询怎么调养能够恢复到正常的情况。

- 某个月你体重增长超过 3.2 千克。
- 孕中期和孕晚期的任何 1 个月中，你的体重增量不足 0.2 千克。
- 在孕中期，体重在每周内增长超过 1.4 千克。
- 在孕晚期，每周内体重增长超过 0.9 千克。
- 连续 2 周称量体重，发现没有任何变化。

清淡肉汤有利于控制体重

有的孕妈妈为加强营养，在吃肉喝汤的同时也摄入了大量的脂肪，营养物质不见得能被完全吸收，反而使体重增长过快，增加了患妊娠高血压综合征、妊娠糖尿病等并发症的风险。建议孕妈妈煲汤时选用鸭肉、鱼肉、牛肉等脂肪含量低又易消化的食物，同时加入一些蔬菜，可有效减少油腻，利于营养物质的吸收。

孕妈妈宜每天增加 300 千焦热量

在本月中，孕妈妈可以每天给自己增加 300 千焦的热量，大约是 1 杯低脂牛奶，或 1 份主食，或 1 份水果，或 50 克豆、鱼、肉、蛋类，或三四块全麦饼干。孕妈妈可将增加的热量当成餐间点心，以少量多餐的方式摄取，满足胎宝宝日益增长的需求。

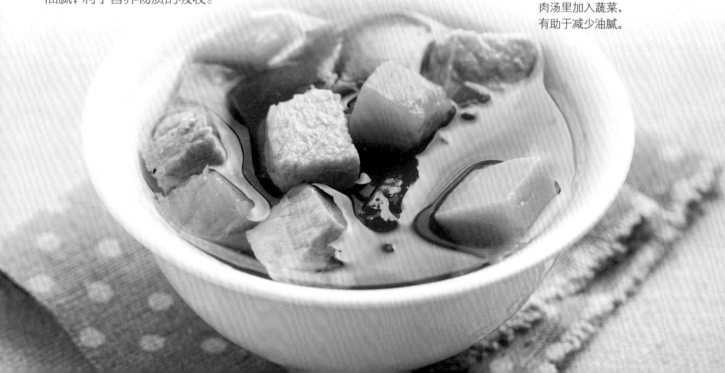

肉汤里加入蔬菜，有助于减少油腻。

增加运动量控制体重

从孕 4 月开始是胎宝宝迅速成长发育的时期，孕妈妈的体形将从本月开始发生很大的变化，孕妈妈一定要注意控制体重的增长，这不仅是为了保持一个较好的体形，也是为了增强体质，给胎宝宝提供良好的生长环境，孕妈妈可以通过适度的运动来达到控制体重的目的。

运动时要保护好自己

在孕期，孕妈妈在保证营养摄入的同时，也应保证体重的合理增长，这时，孕妈妈往往会通过运动来控制体重。但孕妈妈要注意，从本月开始，随着体重增加，身体也会更容易失去平衡，运动要注意避免伤害到自己和胎宝宝。因此一定要避免强烈的腹部运动、快速爆发性运动，也要避免做和别人有身体接触的运动。最好做不紧不慢的运动，如打太极、散步、比较简单的瑜伽等。

散步也有助于控制体重

散步可以帮助孕妈妈消耗掉一部分热量、增强体质，可以在天气适宜时，与亲朋一起到空气清新的公园、郊外田间小道上或树林里散步，散步时要注意穿着舒适的服装和鞋子，且步速不宜过快，频率为每周 3~5 次，散步的时间和距离则以不觉劳累为宜。

每天 5 分钟，做做工间操

职场孕妈妈利用工作时间做一做运动，既可以强健身体，又有利于增强代谢、控制体重。

甩手操：

1. 全身放松站立，自然呼吸，双脚平行与肩同宽。

2. 手臂抬起至肩齐，然后自然向后甩。

3. 做到第 4 下时，手臂后甩的同时，微微下蹲，然后恢复站立姿势。

前俯后仰操：

1. 双手叉腰，闭住嘴，抬头后仰，同时吸气，双眼望天，停留片刻。

2. 缓缓向胸部低头，下颌尽量贴近胸部，同时呼气，双眼看地。

不同孕妈妈，不同体重管理方针

1. 患有妊娠糖尿病的孕妈妈应控制每天热量的合理摄入，同时可适当加大运动量。

2. 患有妊娠高血压的孕妈妈限制运动量，饮食上以清淡、不多吃为宜。

3. 多胎妊娠的孕妈妈最好选择散步之类的轻缓运动，为了兼顾体重合理增长和胎宝宝的发育，不要节食，要吃营养丰富、少油脂的食物，并采取少食多餐制。

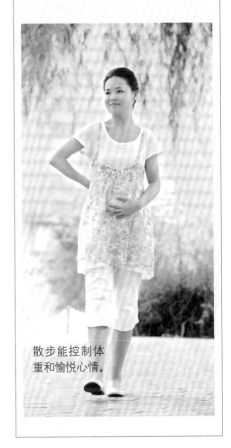

散步能控制体重和愉悦心情。

重视产检，提升顺产概率

在孕 4 月里，孕妈妈需要做的检查项目有很多，其中有一项重要的检查——唐氏筛查。在进行唐氏筛查时，孕妈妈不要太过紧张，唐氏症胎儿的患病率比较低，绝大多数胎宝宝都正常。做过这项检查后，孕妈妈就可以更坦然、更安心了。

孕 4 月产检项目

产检项目	检查内容和目的	标准值
尿常规检查	• 便于医生了解肾脏的情况	• 正常：尿蛋白、尿葡萄糖及尿酮体均为阴性
血常规检查	• 如果母亲贫血，不仅会出现产后出血、产褥感染等并发症，还会殃及胎宝宝，例如易感染、抵抗力下降、生长发育落后等	• 血红蛋白计数：110~160 克 / 升
水肿检查	• 如果出现下肢水肿，指压时有明显凹陷，休息后水肿不消退时，建议赶紧测量血压，以防妊娠高血压综合征	• 指压时下肢不凹陷且血压不偏高即为正常
唐氏综合征产前筛选检查（唐氏筛查）	• 唐氏筛查是化验孕妈妈血液中的甲胎蛋白（AFP）、人绒毛膜促性腺激素（β-HCG）、游离雌三醇（uE3）和抑制素 A（Inhibin A）的浓度，并结合孕妈妈的年龄，运用计算机精密计算出每一位孕妈妈怀有唐氏症胎儿的概率	• AFP 一般范围为 0.7~2.5 摩尔 • 血液中 β-HCG 的正常值 <10 微克 / 升 uE3 参考值： • 孕早期 0~300 纳克 / 升 • 孕中期 1000~8000 纳克 / 升 • 孕晚期 5000~27000 纳克 / 升
测量宫高、腹围	• 测宫高和腹围，是最直接地获得胎宝宝生长数据的方式。从本月开始，每次产检时都要测量宫高及腹围。	• 宫高正常：16（12.5~19.2）厘米 • 腹围正常：80（73~86）厘米

你应该知道的唐氏综合征的事儿

唐氏综合征是人类最常见的一种染色体疾病，唐氏儿通常表现为先天性智力障碍，生活不能自理。唐氏综合征的发病率有很大的随机性，年龄超过 35 岁的孕妈妈是高危人群，35 岁以下的孕妈妈也有 6% 的可能生出唐氏儿，因此每个孕妈妈都应该在孕 15~20 周做唐氏筛查。

唐氏筛查也有假阴性，一般唐氏筛查会结合孕 11~14 周的 B 超检查一起来诊断。医生会通过 B 超观察胎宝宝颈部后侧脂肪层厚度，唐氏儿的颈部脂肪层厚度与正常胎宝宝的厚度会有明显差异，因此孕妈妈一定注意要每月按时产检，这是确保生育健康宝宝的前提。

白带关系阴道健康

阴道是顺产时胎宝宝的必经产道，孕妈妈可千万别忽视阴道健康。怀孕后，孕妈妈体内雌性激素和孕激素增加，致使白带增多，这是正常现象。

如果阴道分泌物呈乳白色或者稀薄的雪花膏的颜色，气味不强烈，则属于生理性变化，不是疾病，孕妈妈不用担心。

如果白带呈脓样，或带有红色，或有难闻气味，或混有豆腐渣样东西，加之外阴瘙痒，可能是阴道炎，应立即就医。

预防便秘，为顺产开路

便秘引起的痔疮会影响孕妈妈生产时的用力，有些孕妈妈甚至因此而选择剖宫产，所以从可以丰富进食的本月开始，孕妈妈就要积极预防便秘。孕妈妈绝不可随便使用泻药，一则有的泻药可直接导致流产，二则长期服用泻药会导致营养物质的流失，易引起其他并发症，对胎宝宝和孕妈妈都有不利影响。

保护顺产的中坚力量——腰背

顺产时，需要孕妈妈腰背部使劲往下用力配合生产。但在孕期，随着子宫的增大，"逼迫"孕妈妈挺起身子，头和肩向后，腹部往前凸，腰也往前挺，时间久了就会引起腰背酸痛了。

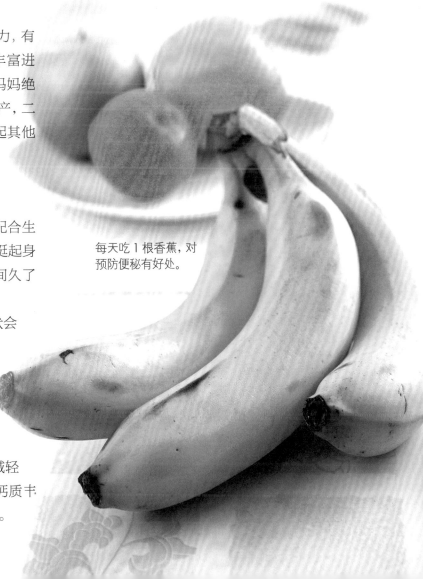

每天吃 1 根香蕉，对预防便秘有好处。

如果孕妈妈的工作需要久坐，腰背酸痛症状会更加明显。而随着胎宝宝的成长，这种疼痛还会放射到下肢，引起一侧或两侧腿痛。

防止出现这类疼痛最好的方法是保证孕妈妈充分休息，尽量避免长久站立或经常做弯腰的活动。同时孕妈妈还宜穿柔软轻便的低跟鞋或平底鞋，以缓解孕妈妈脊椎的压力，减轻腰背痛的症状。若腰痛厉害，孕妈妈可多摄入钙质丰富的食物，或者用热水袋热敷的方法来缓解腰痛。

孕 4 月顺产饮食方案

孕妈妈精神、胃口都好起来了，吃饭不再是问题。不过即使孕妈妈每天都十分有食欲，也不要大吃特吃，在体重迅速增长的时期，孕妈妈一定要控制好饮食量，不然会一发不可收拾，任凭自己吃成个大胖子。

做到不挑食、不偏食

孕妈妈如果挑食、偏食，摄入营养单一，会使体内长期缺乏某些营养物质，易造成孕妈妈营养不良，导致妊娠合并症增加，如贫血或骨质软化症等。同时母体不能为胎宝宝生长发育提供所需要的营养物质，会造成流产、早产或胎宝宝宫内发育不良等，或出生后由于宝宝瘦小、先天不足，以致体弱多病，造成喂养困难。

另外，胎宝宝若缺乏营养，如蛋白质、不饱和脂肪，易造成胎宝宝发育不良，以致出生时体重偏低，智力也会受到影响。所以孕妈妈饮食应该丰富多样，保证营养全面均衡。

饮食推荐

1. 鱼类每周2次，每次90克。

2. 盐每天不超过6克。

3. 水果200克，蔬菜500克（绿叶蔬菜不少于300克）。

4. 豆制品和坚果40~60克。

5. 植物油20~25克。

6. 牛奶、酸奶250~500毫升。

7. 谷类每天350~450克。

8. 鸡蛋每天1个或半个，畜禽肉类交替食用约150克。

喝白开水更好

白开水是补充人体水分的最佳选择，它最适于人体吸收，且极少有副作用。各种果汁、饮料都含有较多的糖及其他添加剂和大量的电解质。这些物质能较长时间在胃里停留，会对胃产生许多不良刺激，不仅直接影响消化和食欲而且会增加肾脏过滤的负担。摄入过多糖分还容易引起肥胖。因此，孕妈妈不宜用饮料代替白开水。

另外，从本月开始妊娠反应基本消失了，孕妈妈的胃口会变得很好，这时候保证每天摄入充足的水分，能够促进新陈代谢，避免引起便秘等不适。

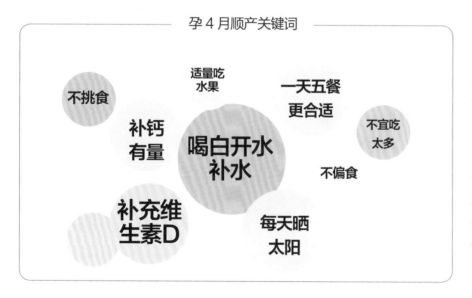

孕 4 月顺产关键词

不挑食　适量吃水果　一天五餐更合适　补钙有量　喝白开水补水　不宜吃太多　不偏食　补充维生素D　每天晒太阳

不要营养过剩

如果孕妈妈本月进食太多，营养过剩，不但会危害自身的健康，同时也会影响到腹中的胎宝宝。比如，摄入过多的碳水化合物、脂肪等，会使胰岛的功能超负荷，发生妊娠糖尿病的概率将增大。此外，孕期营养过剩对胎宝宝最大的影响是容易产生巨大儿。巨大儿不仅不利于顺产，出生后还容易出现低血钙、红细胞增多症等合并症，这些也是成年后患肥胖、糖代谢异常、高血压等疾病的潜在因素。所以，本月孕妈妈虽然胃口变好了，但也不要大吃特吃。

不宜大量补钙

怀孕过程中，胎宝宝成长发育需要大量钙质支撑，本月更是胎宝宝骨骼的快速发育期，孕妈妈要保证足量的钙质补充，但也不能盲目地坚持高钙饮食。大量饮用牛奶，并加服钙片、维生素 D 等，易导致孕妈妈补钙过量，对胎宝宝骨骼、肌肉发育也不利，有可能导致足月胎宝宝骨骼过大，不利于顺利分娩。宝宝出生后，也可能会出现囟门过早闭合、腭骨变宽而突出等，不利于宝宝的健康生长发育。

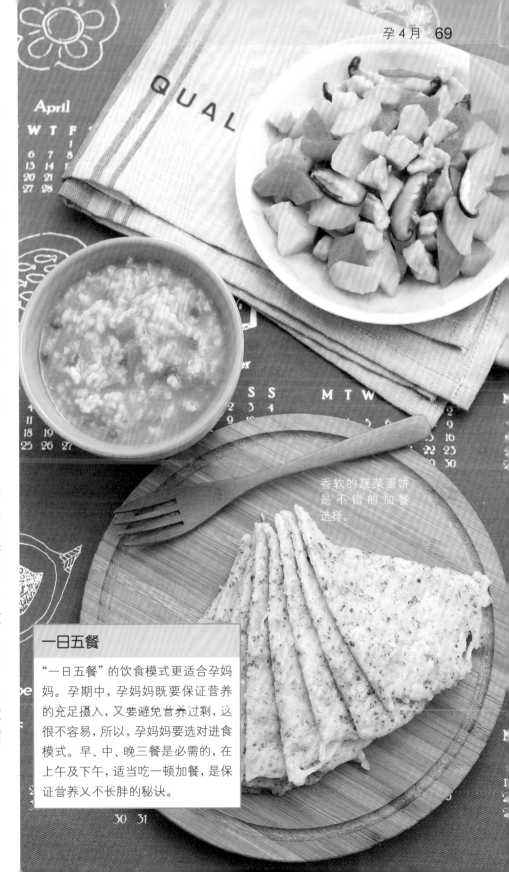

香软的蔬菜蛋饼是不错的加餐选择。

一日五餐

"一日五餐"的饮食模式更适合孕妈妈。孕期中，孕妈妈既要保证营养的充足摄入，又要避免营养过剩，这很不容易，所以，孕妈妈要选对进食模式。早、中、晚三餐是必需的，在上午及下午，适当吃一顿加餐，是保证营养义不长胖的秘诀。

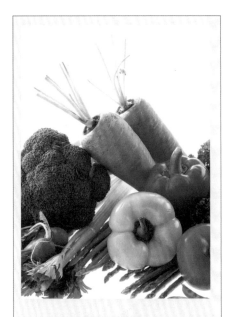

预防妊娠纹的食物

1. 西红柿：西红柿含有丰富的番茄红素，番茄红素的抗氧化能力是维生素C的20倍，具有保养皮肤的功效，能够帮助孕妈妈有效缓解妊娠纹。

2. 西蓝花：西蓝花富含维生素C和胡萝卜素，能增强皮肤的抗损伤能力，有助于保持皮肤弹性、预防妊娠纹。

3. 猕猴桃：猕猴桃含有丰富的维生素C，能有效干扰黑色素的形成，预防色素沉淀，有效对抗妊娠纹。

4. 猪蹄：蹄皮中含有丰富的胶原蛋白，可以有效预防妊娠纹。而且猪蹄中脂肪含量较少，不容易让孕妈妈长胖。

水果虽好，不要过量食用

不少孕妈妈喜欢吃水果，甚至还把水果当蔬菜吃。有的孕妈妈为了生个健康、漂亮、皮肤白净的宝宝，就在孕期拼命吃水果，她们认为这样既可以充分地补充维生素，将来出生的宝宝还能皮肤好，其实这是片面的、不科学的。虽然水果和蔬菜都含有丰富的维生素，但是两者还是有本质区别的。水果中的膳食纤维成分并不高，维生素品种单一，但是蔬菜里的膳食纤维成分却很高，维生素种类多。过多地摄入水果，而不吃蔬菜，直接减少了孕妈妈膳食纤维摄入量，还可能增加糖分摄入，容易长胖，甚至引发妊娠糖尿病。

食物也能预防妊娠纹

进入孕4月，有些孕妈妈会产生妊娠纹，但没必要太担心，在孕期我们可以采取措施预防妊娠纹的出现。补充维生素是防治妊娠纹的好方法，多吃一些富含维生素的水果以及富含维生素 B_6 的奶制品，对于预防妊娠纹都非常有效。

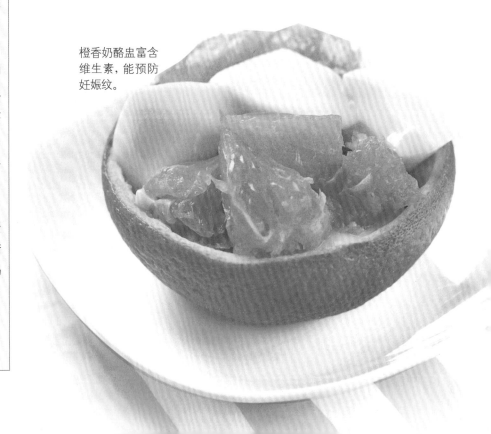

橙香奶酪盅富含维生素，能预防妊娠纹。

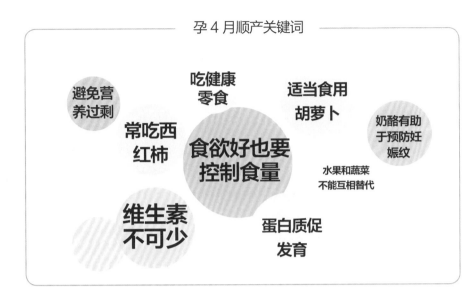

孕 4 月顺产关键词

避免营养过剩

吃健康零食

适当食用胡萝卜

常吃西红柿

食欲好也要控制食量

奶酪有助于预防妊娠纹

水果和蔬菜不能互相替代

维生素不可少

蛋白质促发育

β-胡萝卜素促进胎宝宝骨骼发育

被誉为"健康卫士"的 β-胡萝卜素，能够保护孕妈妈和胎宝宝的皮肤细胞和组织健全，特别能保护胎宝宝视力和骨骼的正常发育。此外，由于 β-胡萝卜素可以在人体内转化成维生素 A，有助于促进发育、强壮骨骼，孕妈妈可以适当食用些胡萝卜，基本上就可以满足身体所需。β-胡萝卜素主要存在于深绿色或红黄色的蔬菜和水果中，如胡萝卜、西蓝花、木瓜等。

补充蛋白质和维生素

孕 4 月胎宝宝的发育加速，对各种营养的需要都增加，孕妈妈宜增加各种营养摄入。除了补充充足的钙、碘、热量外，孕妈妈还需要补充优质蛋白质和维生素。优质蛋白质是胎宝宝大脑发育最理想的"原料"。维生素是生物生长和代谢所必需的有机物，其中维生素 D 可有助于钙的吸收，孕 4 月正是胎宝宝牙根发育的关键时期，孕妈妈摄入充足的蛋白质和维生素可帮助胎宝宝更好地发育。

巧吃零食，赶走饥饿

孕 4 月孕妈妈胃口大开，易产生饥饿感，此时孕妈妈可备一些零食，既能给身体及时补充能量，又有益于胎宝宝的发育。不过，孕妈妈选择零食应讲究技巧，不应摄入大量油炸、高热量零食，如薯片、薯条等膨化食品。孕妈妈吃膨化食品，不仅影响正餐的摄入量，而且膨化食品中含有的添加剂等物质，还会通过血液对胎宝宝造成影响。

孕妈妈的零食应该根据自己的口味，选择一些坚果和新鲜水果，如核桃、腰果、花生、红枣、黄瓜、西红柿或者蔬果汁，以及全麦面包、麦片制成的小饼干、花卷等。

亚麻酸促脑发育

孕妈妈除了注意饮食多样，均衡营养外，还要注意多摄入促进大脑发育的食物，如富含亚麻酸的核桃、深海鱼等。在人体多种酶的作用下，亚麻酸会成为机体必需的生命活性因子 DHA 和 EPA，即"脑黄金"，是脑细胞的主要成分，也是保证胎宝宝大脑正常发育、成长的重要物质。

孕4月孕妈妈、胎宝宝重点营养素补充

本月，胎盘已经完全形成，胎宝宝的各个器官组织迅速生长发育，包括骨骼、五官、牙齿、四肢等，大脑也进一步发育，对营养的需求也随之增加，孕妈妈千万不可忽视营养素的补充。

专家建议

孕4月孕妈妈的孕吐症状减轻，孕妈妈可以解放自己，全面地摄取各种营养。不过，再好吃、再有营养的食物都不要单一地吃得过多、过饱。想要孕妈妈和胎宝宝都健康，要全面地摄取营养，还要保证营养的均衡。

碘

本月胎宝宝的甲状腺开始工作了，孕妈妈要注意补碘，但不要补碘过多，保证每天摄入175微克即可。

紫菜
山药

脂肪

有些脂肪中的不饱和脂肪酸只能通过孕妈妈摄入来补充，但孕妈妈每天食用要适量，以免超重。

肉类
鱼类

钙

胎宝宝的骨骼正在快速成长，本阶段补钙是一件非常重要的事情，孕妈妈应多吃含钙食物，并多晒太阳。

鸡蛋
虾

胎宝宝壮，孕妈妈瘦

随着胎宝宝的迅速成长和妊娠反应的减轻，孕妈妈的食欲会增加，饮食应注意补充蛋白质和维生素。另外，由于胎宝宝的生长需要源源不断的热量，孕妈妈要保证碳水化合物和脂肪的摄入。但孕妈妈不要多吃，避免出现体重增长过快的情况。

β-胡萝卜素

本月胎宝宝腿的长度会超过胳膊的长度，孕妈妈要适量摄入β-胡萝卜素，以满足本月胎宝宝皮肤、组织细胞发育的营养需求。

胡萝卜
芒果

碳水化合物

本月因为胎宝宝发育增快，孕妈妈要摄入适量的碳水化合物，以保证热量的充足补给。

土豆
五谷杂粮

维生素C

维生素C是人体必需的营养素，每天摄入130毫克为宜，孕妈妈要多吃蔬菜和水果。

柠檬
青椒

孕 4 月不长胖、促顺产的明星食材

胡萝卜
胡萝卜能够为胎宝宝视力发育提供助力，且胡萝卜热量较低，饱腹感较强，利于孕妈妈控制体重。

生食炒食

糙米
糙米富含钙质、膳食纤维，营养较精米多，而且可帮孕妈妈减少一些食量，对控制体重很有帮助。

糙米粥

海蜇
海蜇是一种低脂肪、低热量食材，既能满足孕妈妈的口腹之欲，也不用担心长肉。

凉拌海蜇丝

胎宝宝壮，孕妈妈瘦
本月饮食重点是营养全面、均衡，但不论什么食物都不要过量食用，否则对胎宝宝发育、孕妈妈自身健康无益处，下面给孕妈妈介绍一些不错的食材。

山药
山药能够满足胎宝宝本月身体所需，而且热量较低，几乎不含脂肪，适量吃不会使孕妈妈发胖。

香菇山药炖鸡

排骨
排骨中富含蛋白质和脂肪，是孕妈妈补充体力的不错食材，可为接下来的6个月储存体力，为顺产加分。

粉蒸排骨

银耳
不爱吃肉的孕妈妈可以从银耳中摄取维生素D，可促进钙的吸收。其中的膳食纤维可减少脂肪的吸收，从而控制体重。

银耳汤

维持体重，不容易出现妊娠纹

本月孕妈妈的肚子快速变大，妊娠纹也会跟着来了，需要开始着手预防了，除了给腹部进行按摩外，重要的是要控制好体重的增长。

专家建议

本月开始，一些孕妈妈开始长妊娠纹了，妊娠纹主要因为皮肤弹性纤维和胶原纤维断裂引起的。孕妈妈应适量增加含胶原蛋白食物的摄入。

适度运动助顺产

孕 4 月，随着胎宝宝的成长，孕妈妈的肚子会越来越大，孕妈妈可能会出现腰背酸麻等症状。这个时候不妨做做运动，除了可以减轻腰背酸麻的症状外，还可以加快身体的新陈代谢，有助于孕妈妈在胃口最好的孕 4 月控制体重飙升。

益处

强健骨盆区域，放松背部，可以提升孕妈妈产力，对顺产大有好处。

腰部舒展运动

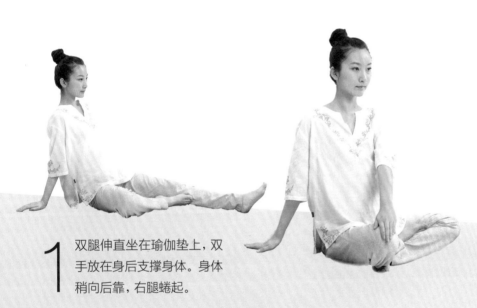

双臂上举时，配合吸气。

1 双腿伸直坐在瑜伽垫上，双手放在身后支撑身体。身体稍向后靠，右腿蜷起。

2 左腿蜷起放于右腿下面，上半身在左胳膊的带动下向右稍转，左手放于右膝盖上，保持 5~8 组呼吸，再依照此动作向左转。

3 恢复到盘腿动作，双手放在膝盖上，放松一下。再将双手交叉，举过头部，放松腰部。

瑜伽战士一式

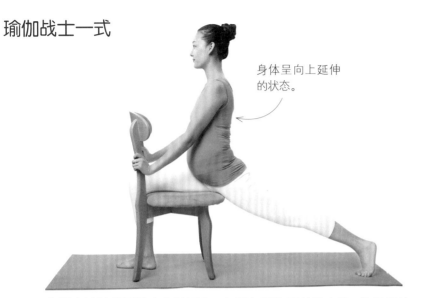

身体呈向上延伸
的状态。

1 右腿穿过椅背屈膝坐在椅子上，左腿向后伸直并且内旋，将骨盆的
左侧向前推送，尽量做到骨盆两侧平行，双手扶住椅子两侧，保持身
体的平衡，上身尽量向上延展。

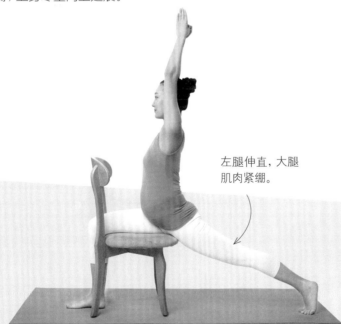

左腿伸直，大腿
肌肉紧绷。

2 可选择性地将手臂向上举起，但如果感觉到腹部肌肉拉伸明显的话，
请不要上举。此体式在一侧保持 5 组呼吸后换另外一侧。

—— 要顺产更要安全 ——

锻炼部位 这个动作有很好的延展
性，可以帮助孕妈妈放松
身体肌肉，对调节消化系
统也有帮助。

运动频率 此运动每周练习四五次
即可。

辅助工具 孕妈妈要选择稳固的椅
子，尽量不用折叠椅。

准爸爸这样做 此时准爸爸可以帮助孕
妈妈伸展手臂。

注意事项 此动作较为简单，孕妈
妈注意控制力度，不要
让肌肉太过用力。

瑜伽幻椅式

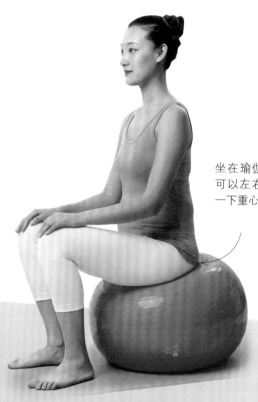

坐在瑜伽球上时可以左右挪动找一下重心的位置。

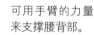

可用手臂的力量来支撑腰背部。

1 坐在瑜伽球的正中心或略靠前的三分之一处，双脚分开，略宽于肩，脚尖指向正前方，双手自然放于大腿上，背部向上挺直，两肩放松。

2 呼气时将双手放于双膝上方，双腿发力，将臀部向上抬起，但注意臀部不完全离开球的表面。

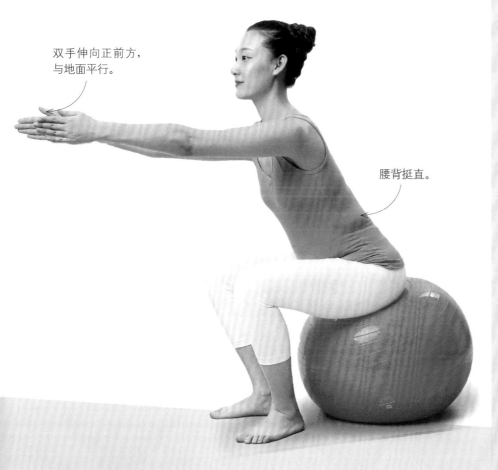

双手伸向正前方，
与地面平行。

腰背挺直。

3 如果感觉双腿稳定可将手臂抬起至与肩同高的位置，下次
吸气时，再慢慢地坐回球上。

—— 要顺产更要安全 ——

锻炼部位　锻炼腿部力量，使腰腹部肌肉紧致，更益于孕妈妈顺产及瘦身。

运动频率　此运动练习频率为每周四五次，每次重复动作5~8组。

辅助工具　柔软的瑜伽球是较为适宜的辅助工具，但要注意每次动作要坐稳。

准爸爸这样做　这个运动还是比较有危险的，准爸爸能在旁保护就最好了。

注意事项　做这组运动时，孕妈妈要注意不要挤压到腹部。

第 17 周
胎宝宝的头发、眉毛、睫毛又长出了很多，手指甲和脚趾甲也清晰可辨。他能对外界的声音做出反应了，有时听到音乐还会"手舞足蹈"。

第 18 周
胎宝宝的肺迅速生长，肠道也开始了蠕动。男宝宝现在开始形成前列腺。胎宝宝已经进入了活跃期，翻滚、拳打脚踢无所不能，可能是想对孕妈妈暗示他发育完好吧。

第 19 周
胎宝宝的皮肤分泌出具有防水作用的胎儿皮脂，以保护长时间浸泡在羊水中的皮肤。还产生了一种叫作髓鞘的物质，保护身体内的所有神经。胃肠开始工作，如分泌胃液、吸收羊水等。

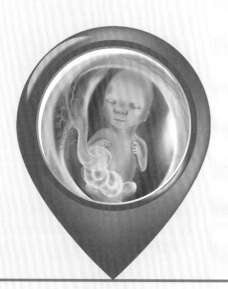

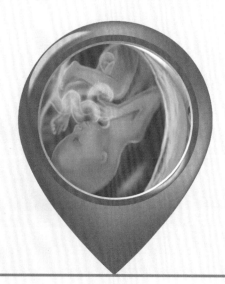

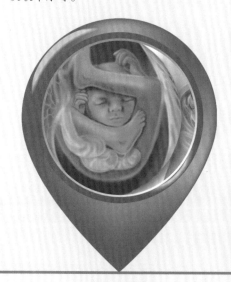

第 17 周

第 18 周

第 19 周

第 20 周
这是胎宝宝感觉器官发育的重要时期，味觉、嗅觉、听觉、触觉、视觉等各个感觉的神经细胞入驻脑部。此时胎宝宝已能听见并且能分辨出妈妈的声音了。

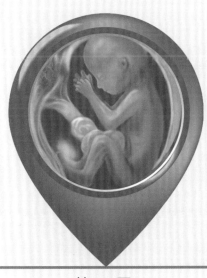

第 20 周

孕5月

孕5月，孕妈妈的身体和胎宝宝已彼此适应，此时妊娠反应已基本消失，从体形看，你已是一个腹部明显突出的孕妈妈了。从这个月起，孕妈妈和胎宝宝可以开始"交流"了！胎宝宝能够听到子宫外的声音了，胎动也越来越明显。

孕5月体重管理

进入孕5月，孕妈妈的腹部凸起已经比较明显了，尤其是比较瘦的孕妈妈，感觉肚子是突然长起来的。一般来说，本月孕妈妈的体重增加1.5千克较为合适。孕妈妈应注意安排饮食，并控制好食量，避免出现超重的情况。

孕5月，控制体重很重要

本月孕妈妈体重增长快，合理控制体重很重要，要坚持用营养的饮食配合适度的运动来控制体重，不要盲目节食，也不要进行高强度的运动，以免引起腹痛等不适情况。怀孕期间通过少量多次摄取多元化的食物会让孕妈妈更加健康，也能提供给胎宝宝充足的生长发育所需的营养。

孕前偏胖的孕妈妈更要控制体重

本月进入了胎宝宝快速发育期，孕妈妈的体重也会跟着增高，怀孕前就偏胖的孕妈妈一定要更加重视体重的变化，要在孕期严格控制体重，摒弃"一个人吃两人补"的旧观念，多摄入优质蛋白质和富含膳食纤维的蔬果，结合适度的运动，来控制体重，为顺产打好基础。

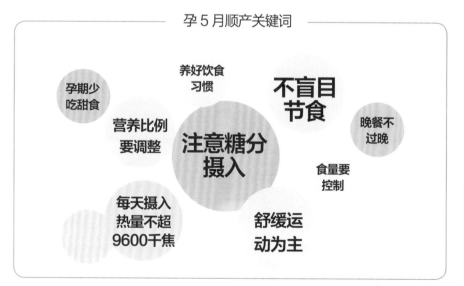

孕5月顺产关键词

孕期少吃甜食
养好饮食习惯
不盲目节食
营养比例要调整
注意糖分摄入
晚餐不过晚
食量要控制
每天摄入热量不超9600千焦
舒缓运动为主

养成良好的饮食习惯

在孕期，孕妈妈在饮食和运动方面都有着许多限制，养成良好的饮食习惯显得尤为重要，对于保持体重有事半功倍的效果。比如下午加餐，孕妈妈在吃糖分较高的水果时，搭配一块富含蛋白质的鸡蛋饼，会让孕妈妈更有饱腹感，既不用担心营养过剩，也能吃得营养。

需要注意的是，孕妈妈在下午加餐时不要吃太多，以免影响晚餐的正常进食。否则，孕妈妈就要面临不饿还得吃造成的越吃越胖和不吃晚饭营养跟不上的两难选择。

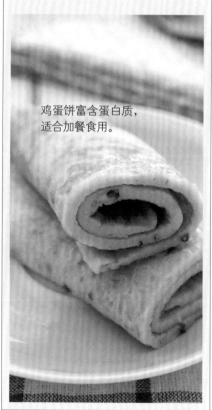

鸡蛋饼富含蛋白质，适合加餐食用。

控制体重从每餐饮食比例开始

糖类、蛋白质、脂肪是维持人体机能正常运作的必要元素，孕妈妈在怀孕期间要注意摄取这三类营养素，从本月开始，孕妈妈的体重很容易快速飙升，这时要注意调整糖类、蛋白质、脂肪的摄入比例，应适当增加蛋白质的摄入，减少糖类和脂肪的摄入，每日摄入约 400 克主食搭配 450 克蔬菜、150 克肉类、100 克水果是较为适宜的。此外，孕妈妈还应补充足量的维生素和微量元素。

要保持体重，晚餐不宜这样吃

孕妈妈要保证营养的足量摄入，又要保证体重不增长太多，晚餐吃得科学很重要。

晚餐不宜过迟：如果晚餐时间与上床休息时间间隔太近，不但会造成脂肪堆积，加重胃肠道的负担，还会导致孕妈妈难以入睡。

晚餐不宜进食过多：晚上吃太多的话，不仅易出现消化不良及胃痛等现象，热量也不容易被消耗，久而久之就会让孕妈妈的体重直线上涨。

不宜吃太多肉蛋类食物：在晚餐进食大量蛋、肉、鱼，而活动量又很小的情况下，多余的营养会转化为脂肪储存起来，使孕妈妈越来越胖，还会导致胎宝宝营养过剩。

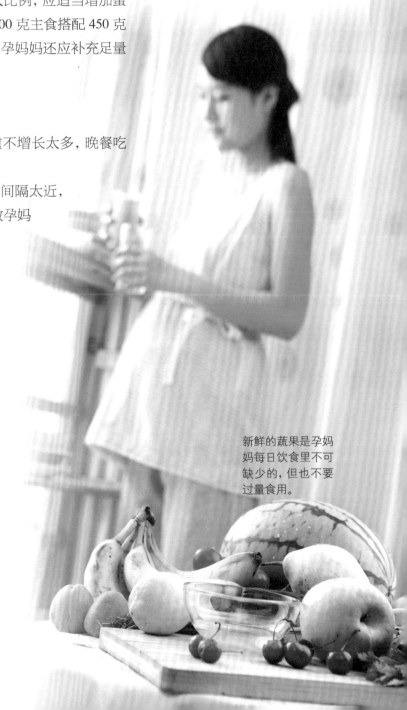

新鲜的蔬果是孕妈妈每日饮食里不可缺少的，但也不要过量食用。

晚餐要吃主食

孕妈妈不要为了控制体重增加，就不吃主食，这样营养摄入会失衡，可以吃半份白米饭，加一小块蒸南瓜或者一个蒸土豆。这样吃能做到粗细搭配，营养也会更丰富，不仅补充了蛋白质，还补充了膳食纤维，有助于孕妈妈控制体重。

正确增加运动强度

孕5月，胎宝宝已经很安稳地住进了孕妈妈的肚子中，孕妈妈可以在感觉舒适的前提下，适当增加一些运动量，能够使孕妈妈在体重快速增长的孕5月有效管理体重。当然，这里所说的增加运动量，并不是让孕妈妈增加运动强度，而是提高运动频率、延长运动时间。如原本每周进行3次孕妇瑜伽，本月可以增加到每周四五次；散步每天30分钟，可增加到每天40分钟。

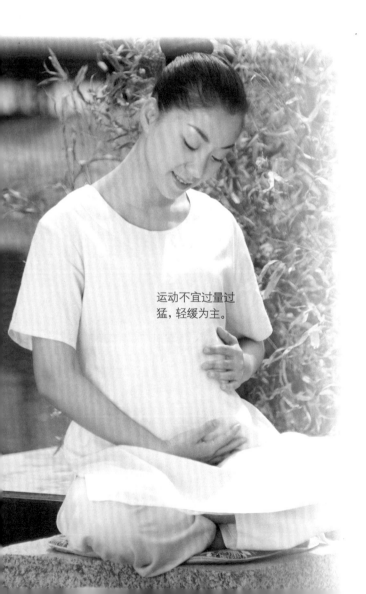

运动不宜过量过猛，轻缓为主。

本月要根据自身情况选择运动

本月，孕妈妈一定要根据自己以前的运动情况来选择适宜的运动，如果以前一直没有运动，那么可以做一些轻微的活动，比如散步、瑜伽等；如果以前孕妈妈一直坚持运动，除了散步、瑜伽等运动外，还可以游泳，但切记不要做爬山、登高、蹦跳之类的剧烈运动，以免发生意外。

瘦孕要注意，运动不过量

本月孕妈妈在用运动控制体重时，应注意不要运动过量，运动过量不仅会对孕妈妈的身体不好，还会给胎宝宝造成危害。因为孕妈妈在运动时，胎盘血液和运动肌肉血液需求量会形成竞争分配的现象，运动过量，供给胎宝宝的血液就会不足，而且在孕妈妈过量运动时，血管动脉中的氧分减少，胎宝宝的心跳会增快，甚至出现胎宝宝缺氧的情况。

要瘦，也要关注胎宝宝的情况

孕5月，胎宝宝也在孕妈妈的肚子里动起来了，孕妈妈在为控制体重进行运动时也别忽略了胎宝宝的情况。如果孕妈妈在增大了运动量后，心跳加快，胎动也剧烈，就要马上停止运动。如果孕妈妈用孕妇瑜伽的方式辅助瘦身时，胎宝宝也跟着动起来，当孕妈妈休息时胎动明显减少，这很可能是胎宝宝喜欢这项运动，孕妈妈不用担心，继续运动或休息一会儿再运动就可以。

职场孕妈妈控制体重也不难

　　普通职场女性因为长期久坐，活动量不大，午餐、下午加餐摄入高热量和高糖分的饮食等原因，本来就很容易长胖了，而处在孕期中的职场孕妈妈在本月还要面对日渐增强的饥饿感，就更容易吃多了，使体重增长超过了标准。

　　职场孕妈妈想要控制体重增长也不难，首先要避免下午加餐时进食高热量饼干和高糖分饮料，改为吃一些糖分较少的水果，减少每天热量的摄入。其次，要注意多站起来走动，适度增加每天运动量。

工作餐注意事项

　　职场孕妈妈的工作餐往往是跟同事外出就餐，餐厅的食品往往多油，会使孕妈妈长胖，而且营养流失大，孕妈妈就要为了自己和胎宝宝的健康有所选择，要做到健康、不长胖，可以注意从以下几方面来入手：

　　1. 孕妈妈应保证每天绿叶蔬菜的充足摄入。

　　2. 油炸食物应当剥去外皮后再食用。

　　3. 较肥的肉类孕妈妈应先去掉脂肪部分再食用。

　　4. 吃主食、甜点要适量。

　　5. 吃面条类食品时，不要把汤全部喝完。

　　6. 不要喝市售的含糖饮料，喝自制的蔬菜汁、果汁会更好。

低糖饮料也不能喝

　　有些孕妈妈想喝饮料，又怕摄入糖分过多，就选用无糖或低糖饮料，其实绝大多数无糖、低糖饮料中虽然没有或者少量添加蔗糖，但有很多代糖物质、添加剂及色素，孕妈妈喝了还是会长胖，而且不利于自己和胎宝宝的健康。

瘦孕加餐水果备选

1. 苹果：苹果热量低、饱腹感强，还有助于防止腿部水肿，是瘦身时食用的金牌水果。

2. 菠萝：菠萝有助于蛋白质的分解，与肉食一同食用，可以避免孕妈妈脂肪堆积。

3. 火龙果：火龙果是低脂肪、低热量、高膳食纤维的热带水果，它富含的维生素C和膳食纤维可帮助孕妈妈美容养颜、排毒瘦身。

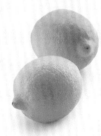

4. 柠檬：柠檬中含有柠檬酸，可以促进热量代谢，孕妈妈可以在下午给自己泡一杯柠檬水。

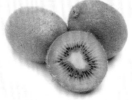

5. 猕猴桃：猕猴桃能帮助孕妈妈防止便秘，辅助达到瘦身的效果。

重视产检，提升顺产概率

从本月开始，有些产检项目孕妈妈可进行自我监测，如测胎动、听胎心以及测量宫高和腹围等项目，准爸爸也可以和孕妈妈一起做，这样不仅有利于随时监测胎宝宝的健康状况，也是一种很好的胎教方法。

孕 5 月产检项目

产检项目	检查内容和目的	标准值
尿常规检查	• 便于医生了解肾脏的情况	• 正常：尿蛋白、尿葡萄糖及尿酮体均为阴性
血压检查	• 检测孕妈妈是否患有高血压或低血压	• 收缩压（即高压）：90~140 毫米汞柱 • 舒张压（即低压）：60~90 毫米汞柱
血常规检查	• 如果母亲贫血，不仅会出现产后出血、产褥感染等并发症，还会殃及胎宝宝，例如易感染、抵抗力下降、生长发育落后等	• 血红蛋白计数：110~160 克 / 升
听胎心音	• 贴在孕妈妈的腹部听胎心音，取脐部上、下、左、右四个部位听。孕妈妈的家人也可听胎心音	• 正常胎心率一般为每分钟 120~160 次
胎动	• 胎动的次数、快慢、强弱等可以提示胎宝宝的安危	• 如果 12 小时内胎动少于 20 次，或 1 小时内胎动少于 3 次，往往表示胎宝宝缺氧
体重检查	• 通过孕妈妈的体重增长情况对孕妈妈进行合理的饮食指导	• 孕 15 周后至分娩前，每周可以稳定增加 0.45 千克，每月又以不超过 2 千克为原则
测量宫高、腹围	• 参考这两项数值，来了解胎宝宝的大小及生长情况	• 宫高正常：18（15.3~21.4）厘米 • 腹围正常：82（76~89）厘米

测量宫高、腹围时平稳呼吸

测量宫高一般是仰躺，测量腹围时可站立测量，也可像测量宫高一样用仰躺姿势测量，这两项检查都没有疼痛感，孕妈妈不必紧张，保持平稳的呼吸，以免影响测量结果。

肥胖孕妈妈的宫高、腹围超标要控制体重

如果孕妈妈是因为肥胖导致宫高、腹围检查结果超出标准值，孕妈妈要控制自身体重的增长，在日常生活中应适度运动，同时减少高热量、高脂肪食品的摄入，以达到顺产的标准值，为顺产做好准备。

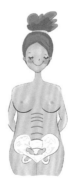
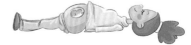

可以跟医生学学测量宫高、腹围的方法，回家后自己测量。

孕 5 月顺产饮食方案

本月孕妈妈需要将更多的精力放到增加营养上，食物花样要不断变换，还要格外注意营养均衡和食物搭配。饮食需要丰富多样化，荤素、粗细搭配均匀。另外，此时是胎宝宝智力发育的关键时期，孕妈妈尤其不要吃含铅的食物，比如松花蛋。

适当增加食物摄入量

本月，孕妈妈在饮食上可不是想怎么吃就怎么吃，要全面多样化，虽然在食量上可以不那么严格控制，但孕妈妈也不要暴饮暴食，适当的增加食量即可，以免导致营养过剩，出现孕妈妈体重大增的问题，这对孕妈妈的健康和胎宝宝的发育都有好处。

适当吃些粗粮

由于粗粮加工简单，保存了比细粮更多的蛋白质、脂肪、维生素、矿物质及膳食纤维，对孕妈妈和胎宝宝来说非常有益，所以孕妈妈饮食应注意粗细粮搭配。经常吃粗粮可以预防及缓解便秘，粗粮中丰富的膳食纤维，还可以帮孕妈妈达到控制体重的目的。

暴饮暴食的危害

孕妈妈吃得过多将会使体内脂肪蓄积过多，导致组织弹性减弱，以至于分娩时易造成滞产或大出血，也会使胎宝宝深受其害。因为孕妈妈吃得过多，容易造成胎宝宝超重，导致产程延长，顺利分娩难度大增，还有可能会出现影响胎宝宝心跳、发生窒息等危险情况。

过冷的食物少吃或不吃

如果孕妈妈感觉身体发热、胸口发慌，特别想吃点凉凉的东西，可以适当吃一点，但不能过多，如果吃很多过冷的食物，会让腹中的胎宝宝躁动不安。这是因为怀孕后孕妈妈的胃肠功能减弱，突然吃进很多过冷食物，会使得胃肠血管突然收缩，而孕 5 月的胎宝宝感官知觉非常灵敏，对冷刺激十分敏感。过冷的食物还可能使孕妈妈出现腹泻、腹痛等症状。孕妈妈可以尝试着平复心情来缓解躁热。

粗粮怎么吃

粗粮主要包括谷类中的玉米、紫米、高粱、燕麦、荞麦、麦麸，以及豆类中的大豆、青豆、红豆、绿豆等。孕妈妈添加粗粮时应循序渐进，不要操之过急，以免引起消化不良，使肠道不适。另外，孕妈妈可以根据自己饮食习惯进行添加，每天保证摄入粗粮30~60克即可。

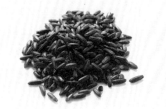

孕 5 月顺产关键词

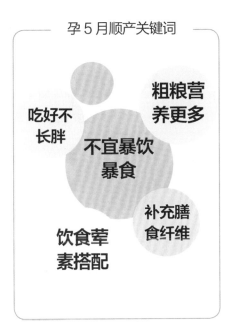

吃好不长胖

粗粮营养更多

不宜暴饮暴食

补充膳食纤维

饮食荤素搭配

工作餐要 "挑三拣四"

职场孕妈妈对待工作餐要 "挑三拣四"，避免吃对胎宝宝不利的食物。口味的要求可以降低，但营养要求不能降低，一顿饭里主食、肉类、蔬菜都要有，而且每天的同类食物尽量不要重复，以便较为全面地摄入营养素。

换换口味，吃点野菜也不错

野菜与蔬菜相比含有较多植物蛋白、维生素、膳食纤维及多种矿物质，营养价值更高，而且相对安全，没有太多污染，给胎宝宝增加了更多的营养，让胎宝宝更茁壮地成长。另外，孕妈妈适当吃些野菜可以预防便秘，还对妊娠糖尿病有一定的预防作用。

野菜也要有选择

大多数常见的食用野菜是孕妈妈可以食用的，但一些野菜容易引起流产，孕妈妈要慎吃：

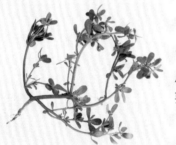

1.马齿苋：对子宫有兴奋作用，有习惯性流产的孕妈妈要忌食。

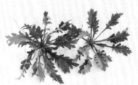

2.荠菜：荠菜有收缩子宫的作用，孕妈妈要慎用。

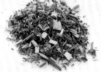

3.益母草：益母草有活血作用，易引起流产，孕妈妈应慎食。

不吃含铅食物

松花蛋及罐头食品等含有铅的食物，孕妈妈尽量不要食用，以防止血铅过高。孕妈妈的血铅水平高，会直接影响胎宝宝正常发育，甚至造成先天性弱智或畸形，所以一定要注意。

警惕维生素 A 补充过量

孕 5 月，孕妈妈可以通过吃些青椒、胡萝卜等富含胡萝卜素的蔬菜在体内转化为维生素 A，一般说来，本月注意通过饮食补充，就可以摄入足量的维生素 A。孕妈妈不要因为担心补充不足，就在正常饮食之外，吃一些补充剂，或者大量吃富含维生素 A 的食物，这样过量补充维生素 A 反而不利于胎宝宝的健康，容易导致胎宝宝神经系统畸形。

此外，维生素 A 可长期贮存于人体内，所以孕妈妈从本月开始适量在日常饮食中添加些富含维生素 A 的食物，长期坚持下去，对宝宝的视网膜及神经发育都是有好处的，除了胡萝卜、青椒富含可转化为维生素 A 的胡萝卜素外，乳制品、肉类、蛋类中的维生素 A 含量也很高。

鸡蛋有营养，但也别多吃

　　鸡蛋中含有孕妈妈和胎宝宝都需要的蛋白质，从中医角度来说，鸡蛋可以安宫养胎，但是如果孕妈妈过多食用鸡蛋，容易引起腹胀、消化不良等症状，还可能导致胆固醇增高，不利于孕期保健。所以，建议孕妈妈每天吃 1 个鸡蛋为宜，最多不要超过 2 个。

食物调节，远离失眠

　　随着腹部越来越大，孕妈妈的睡眠质量也有些下降，而有些孕妈妈为了免受失眠的困扰，会选择服用安眠药，但是大多数具有镇静、抗焦虑和催眠作用的药物，都会对胎宝宝产生不好的影响，所以这些药是绝对不能吃的。孕妈妈可以在平时选择　些具有镇静、助眠作用的食物进行食疗，如芹菜、莲子等，都有安神、助眠的功效。如果睡眠质量一直很差，孕妈妈得不到很好的休息，已经严重影响了自身和胎宝宝的健康，孕妈妈要及时就医，在医生的指导下服用少量的中药。

食疗加按摩，让孕妈妈不失眠

孕妈妈因为怀孕后内分泌的变化，容易出现无法长时间保持睡眠状态或者根本无法入睡的失眠情况，除了吃些可以助眠的食物外，如香蕉、苹果、芹菜、莲子、牛奶等，孕妈妈还可以按摩眼睛、耳郭、额头等部位，使身体得到放松，以帮助孕妈妈入眠，改善睡眠质量。

准爸爸的爱心早餐

　　煮鸡蛋虽然有营养，但总吃难免有些乏味，准爸爸可以时不时地给孕妈妈换一个花样，除了每天在早上给孕妈妈做一份水煮蛋外，也可以煎个荷包蛋，配合面包片、生菜叶做成营养的三明治，或者将鸡蛋和火腿混入面糊中做成火腿蛋饼；让孕妈妈吃得营养又幸福。

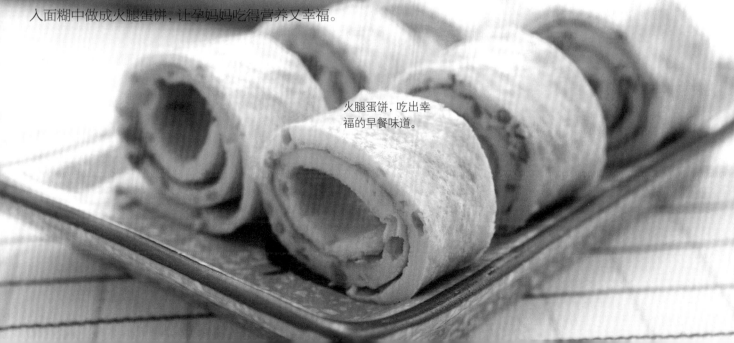

火腿蛋饼，吃出幸福的早餐味道。

孕 5 月孕妈妈、胎宝宝重点营养素补充

这个阶段为适应孕育胎宝宝的需要，孕妈妈体内的基础代谢增加，子宫、乳房、胎盘迅速发育，需要补充适量的蛋白质和能量。考虑到胎宝宝的骨骼发育，孕妈妈还要注意补充维生素 D 和钙。

专家建议

本月处于胎宝宝大脑和骨骼的发育期，胎宝宝的脑细胞发育非常活跃，称为"脑迅速增长期"。所以本月为了促进胎宝宝发育，应注意补充DHA 及钙。

钙

本月是胎宝宝身高生长关键期，孕妈妈要适当补充钙，建议每天早、晚各喝250毫升的牛奶。

虾 豆腐

DHA

本月胎宝宝的大脑功能分区日渐完善，孕妈妈补充适量的DHA有助于胎宝宝脑部的发育。

海参 鳝鱼

维生素 D

维生素D可促进食物中钙的吸收，因此补钙的同时也应补充足够的维生素D，但也不宜过多，孕妈妈每天补充10毫克即可。

鳗鱼 蛋黄

胎宝宝壮，孕妈妈瘦

本月，胎宝宝进入快速发育期，孕妈妈也要增加营养进补，应选择体积小、营养价值高的食物，如鸡蛋、牛奶、鱼肉等，还应坚持少食多餐原则，在正餐之间安排加餐，既补充足量营养素，也不用担心摄入过多而长胖。

维生素 A

本月，胎宝宝的视网膜即将进入发育阶段，维生素A是视紫红质形成所需的重要物质，缺乏会导致胎宝宝色弱。

西红柿 南瓜

脂肪

本月胎宝宝的皮肤要开始发育了，孕妈妈摄入充足的脂肪有利于胎宝宝生成有弹性、健康的皮肤。

腰果 核桃

膳食纤维

本月，孕妈妈需要摄入足量膳食纤维，以增强自身免疫力，保持消化系统的健康。

芹菜 白薯

孕 5 月不长胖、促顺产的明星食材

鸡蛋

鸡蛋富含蛋白质、脂肪、卵磷脂，可以满足本月胎宝宝对营养的需要。每天吃1个鸡蛋，孕妈妈不用担心长胖。

水煮蛋

红薯

红薯中膳食纤维含量较高，是本月调节消化系统的好选择。用红薯替代一部分主食，有助于孕妈妈控制体重。

煮粥
烤食

百合

百合有宁心安神的功效，对孕妈妈失眠多梦有辅助治疗的效果，让孕妈妈能得到更好的休息，为接下来的孕期和顺产储存体力。

百合
肉片

胎宝宝壮，孕妈妈瘦

孕 5 月的饮食要点在于增加营养，要重营养不重食量，应做到营养丰富、搭配合理。饮食上保持多样化，荤素、粗细搭配，不要只单一吃自己喜欢吃的食物。

花生

花生中的脂肪含量很高，但多是不饱和脂肪，对胎宝宝皮肤发育有益处，每天吃10颗左右，保证营养又不长肉。

生食
熬粥

牛奶

牛奶能生津润肠，对治疗便秘有益处，可避免因便秘造成体内毒素无法排出，致使孕妈妈越补越肥的情况发生。

牛奶
小米粥

鳗鱼

鳗鱼中维生素A及DHA含量都较高，是促进本月胎宝宝视网膜、脑部发育的重要营养素。另外，鳗鱼脂肪较少，不会让孕妈妈长胖。

烤鳗鱼

早上喝 1 杯蜂蜜水，控制体重也省力

蜂蜜是天然的营养剂，有很好的润肠作用，能改善孕妈妈便秘情况，有助于把体内废物排出体外，还可以增强新陈代谢，帮助孕妈妈控制体重。

专家建议

孕 5 月，胎宝宝骨骼发育需要充足钙质，孕妈妈每天要摄入1000 毫克的钙，除了每天早晚各 1 杯牛奶外，孕妈妈还应在饮食中增加高钙食物。

适度运动助顺产

孕 5 月，孕妈妈的肚子比以前大了，但是尚未给孕妈妈的行动带来困难，孕妈妈的腰背部肌肉压力增加，胎宝宝的运动神经和感觉神经已经开始发育，所以此时的运动要符合孕妈妈动作舒缓的特点，慢慢地锻炼身体，这样的运动，胎宝宝也会很受益。

益处

强健骨盆区域和下背部的肌肉，强壮肾脏，有助于减轻泌尿系统和子宫的功能障碍，对此阶段出现的尿频情况有所缓解。

强健骨盆的运动

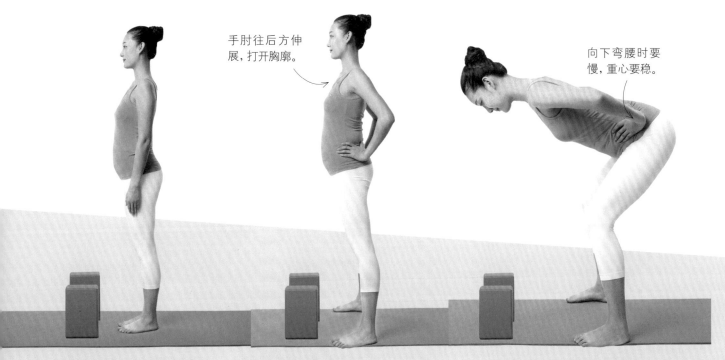

手肘往后方伸展，打开胸廓。

向下弯腰时要慢，重心要稳。

1 站山式于垫子中央，将瑜伽砖摆放在垫子前端。

2 双脚向两侧打开，分开的宽度与自己的小腿等长，双手放于髋关节两侧，如果可以，尽可能将手肘向身体后方移动多一些，体会胸腔的开阔与伸展，脊椎延长向上。

3 吸气，呼气时慢慢屈膝，身体向前摆至身体与地面接近平行的位置，将重心稳定在自己的双脚上。

— 要顺产更要安全 —

锻炼部位　可强健骨盆肌肉，这是能否顺产的决定性因素之一，不要等临产前才开始锻炼骨盆，为时晚矣。

运动频率　此运动练习频率为每周四五次即可，可以在练习中短暂休息，适量补充水分。

辅助工具　如果孕妈妈觉得用瑜伽砖有困难，可以借助椅子或墙面来帮助自己平衡身体，循序渐进。

准爸爸这样做　准爸爸要起到很好的监督作用，并身体力行，带动孕妈妈做运动。

注意事项　前置胎盘或是提前出现宫缩等现象，绝不能做此项运动。

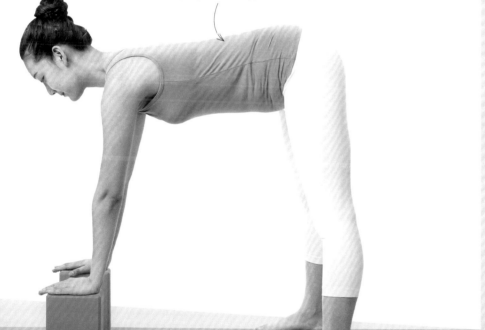

后背保持平直放松状态，不要向上弓背。

4 双手放于砖块上，同时向下推砖，双腿伸直，膝盖自然地向上提起，体会大腿发力的感觉，以此来找到脊椎向前延伸的方向感。保持此姿势 5~10 组呼吸。

坐山式美胸运动

1 坐在垫子上，双腿向前伸直，脚尖向身体方向勾，腰背挺直，挺起胸膛，双手放在臀部外侧的地面上，目视前方，以锻炼腿部肌肉。

腰背要挺直。

双臂上举与地面垂直，配合呼气动作。

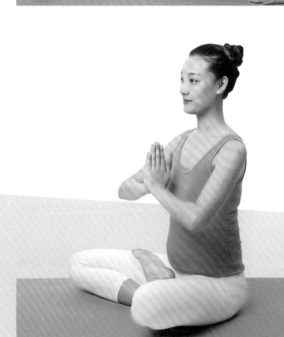

2 将右脚放在左大腿根部，脚跟抵左侧大腿根部。将左脚脚心向天，尽量放在右大腿根部，双手于胸前合十。

3 吸气，十指相交，两臂高举过头顶，尽量向上伸展，掌心朝上。吸气时，将重心转移至臀部后侧，与脊柱成一条直线。

—— 要顺产更要安全 ——

低头时尽量用下巴去碰锁骨，同时保持手臂伸直。

 锻炼部位　可以锻炼乳房，矫正胸形，盘腿动作还可以活动膝关节，美化双腿肌肉线条。

 运动频率　每天5次，每次15~20组。

 辅助工具　孕妈妈可以借助墙壁，稳定半衡后，将背部挺直打开。

 准爸爸这样做　准爸爸可以和孕妈妈背靠背进行运动，陪伴的同时又保证孕妈妈的安全。

4 呼气，低头，下巴触碰锁骨，背部挺直。保持片刻，恢复至基本坐姿。

 注意事项　腿部动作以自己能达到的最标准动作为宜。

第 21 周
胎宝宝的感觉器官日新月异，味蕾已经形成，还能吮吸自己的拇指。他的消化系统更为完善，肾脏系统也开始发挥作用。

第 22 周
胎宝宝的血管清晰可见，皮肤上有了汗腺，指（趾）甲完全形成并且越来越长，这也是大脑快速成长的时期。男宝宝的睾丸降入阴囊。

第 23 周
现在的胎宝宝已经像是一个足月的产儿了，身材匀称，听觉敏锐，已经能分辨出子宫内和外界的任何声音。

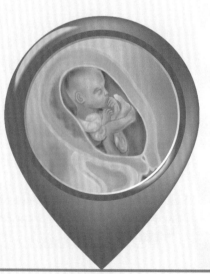

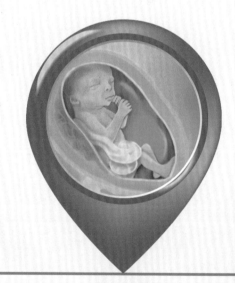

第 21 周

第 22 周

第 23 周

第 24 周
胎宝宝现在依然在不停地吞吐羊水
以练习呼吸，已经形成了气体管道。
尽管他还在不断吞咽羊水，但是通
常并不会排出大便，那得等到出生
以后了。

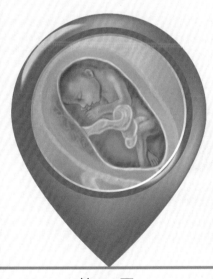

第 24 周

孕 6 月

　　到了孕 6 月，孕妈妈的怀孕之旅已经
度过一半了。孕妈妈和胎宝宝都已习惯了
彼此的存在，甜蜜和欣喜成为了孕妈妈生
活中的主题。孕妈妈腹部越来越大，接近
典型的孕妇体形，原来凹进去的肚脐开始
变得向外凸出，这是正常的，等分娩后就
会恢复原样。

孕6月体重管理

本月随着胎宝宝的长大，孕妈妈的肚子也越来越大，体重也在不断增加，孕妈妈一定要控制好体重，每周体重增长不超过0.45千克。孕妈妈可以采用均衡、适量的饮食加上适度运动的方法来控制体重。

盲目进补易超重

本月是胎宝宝迅速发育的时期，胎宝宝除了迅速增长体重外，一些组织器官还在分化、增长，孕妈妈既要保证胎宝宝的正常发育，还要控制自身体重的增长。长胎不长肉似乎是不可能的，但其实有方法，就是做到不要盲目吃很多东西，这样不仅胎宝宝所需的营养没有得到充足的补充，还会导致孕妈妈体重超标。那么孕妈妈就要根据本月胎宝宝的需要进行进补，吃一些营养又不易发胖的食物，如芦笋、南瓜等。

摄入热量因人而异

一般来说，在进入孕中期后，孕妈妈每日的热量需求量要比孕早期增加200千焦，但是每位孕妈妈的热量增加量并不是都是200千焦，这是因为孕妈妈的生活状况不一样，有的孕妈妈是全天在家待产，运动量不大，而有的孕妈妈依然在工作，每日上下班路途中的运动量也相对较大，就要相对多增加一些热量。

孕6月进补餐推荐

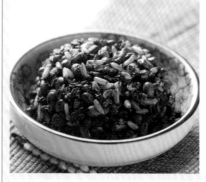

1.杂粮饭：能提供足量的热量，且杂粮饭粗细搭配，膳食纤维丰富，有益于缓解便秘。

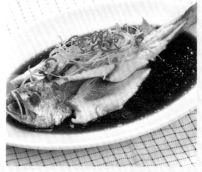

2.清蒸海鱼：鱼肉可补充蛋白质，而蛋白质是本月胎宝宝正常发育的必需营养素。

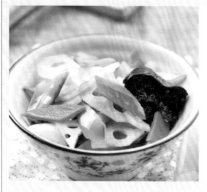

3.素炒时蔬：蔬菜中的膳食纤维及多种维生素含量较多，是孕妈妈控制体重、摄取营养的好选择。

孕 6 月顺产关键词

多吃全麦制品

饮食有规律

热量摄入有区别

肥胖孕妈妈少摄入热量

少吃糖

少油盐

零食选低热量食品

忌盲目进补

膳食纤维帮助控制体重

全麦饼干、全麦面包中含有丰富的不可溶性膳食纤维，可以促进胃肠道蠕动，加快食物通过消化道，起到防治便秘的作用，辅助达到控制体重的目的。而富含可溶性膳食纤维的魔芋是通过增加饱腹感、减缓食物进入肠道的速度的方式来控制脂肪的吸收率，进而达到控制体重的效果。

良好的饮食习惯有益于控制体重

有的孕妈妈喜欢边看电视边吃零食，不知不觉进食了大量的食物，这个饮食习惯很不好，容易造成营养过剩，导致脂肪堆积，使孕妈妈体重迅速增长。孕妈妈要注意饮食有规律，控制食量且按时进餐。如果孕妈妈总感觉饿，想要吃些零食，可以选择一些热量较低的蔬菜和水果，制成沙拉来吃，不要选择糖果、薯片等高热量食物作为零食。

全麦制品能有效控制体重

专家建议孕妈妈在孕期应吃一些全麦饼干、麦片粥、全麦面包等全麦制品。全麦制品可以让孕妈妈保持充沛的精力，其中还富含膳食纤维，让孕妈妈有饱腹感，可以延缓孕妈妈的饥饿感，还能帮助排出体内废物，以此来帮助孕妈妈达到控制体重的目的。

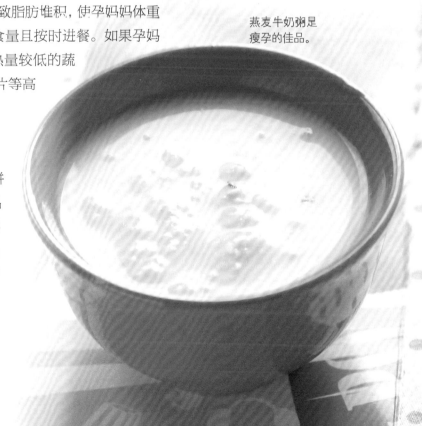

燕麦牛奶粥是瘦孕的佳品。

控制体重要运动

　　孕妈妈只吃不运动，体重势必会增长过快，甚至超重，超重不仅会有生出巨大儿的风险，孕妈妈也极易患上妊娠并发症，这些并发症包括妊娠高血压综合征、妊娠糖尿病等，所以为了自己和胎宝宝的健康，孕妈妈要学会控制体重。一方面要注意饮食，另一方面要注意运动，两者结合，不仅能合理增长体重，还能改善孕期的各种不适，有利于顺产，孕妈妈产后也能更快恢复身材。

用运动控制体重时应注意自身情况

　　为了控制体重、保证胎宝宝顺利娩出，孕妈妈一定要坚持运动，只是从本月开始，孕妈妈虽然可以增强运动强度，但也应根据自身情况来逐步增加。孕妈妈要先从舒缓的运动开始做起，逐渐增强运动强度，并且要时刻关注身体情况，如果出现不适，就不要盲目追求运动强度。另外，运动强度较大的运动也不适宜经常做，每周三四次即可，否则，容易造成孕妈妈自身损伤和胎宝宝缺氧等危险情况。

每次散步时间不宜太长，感到累时要及时休息。

本月运动强度适度增加

本月孕妈妈的运动量可以适当增加，运动强度也应根据自身情况进行适度增加，选择的运动以缓解孕期不适、增强肌肉力量为主，即运动强度稍大的动作结合舒缓的放松动作交替进行，让孕妈妈轻松度过孕期，也为顺产做好准备。

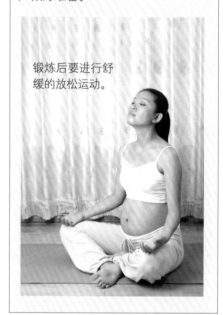

锻炼后要进行舒缓的放松运动。

运动控制体重宜忌

孕妈妈本月的运动要量力而行，切不可过激。不要做跳跃、猛跑、突然拐弯等动作，弯腰的时候也要注意不要压到肚子，而且要注意运动时间不要太长，如果感到头晕、呼吸不畅、心跳过快、重心不稳等，应立即停止运动。

重视产检，提升顺产概率

　　随着腹部的一天天隆起，所有人都会知道你怀孕了，你可以大大方方地接受亲人和朋友的祝福，享受孕妈妈的幸福生活。不过孕妈妈也不要疏忽大意，要时刻关注腹中的胎宝宝。通过产检中的数值来监测母婴健康状况，是最准确、最详尽的。

孕 6 月产检项目

产检项目	检查内容和目的	标准值
听胎心音	• 监测胎宝宝发育情况	• 正常范围：每分钟 120~160 次
血常规检查	• 如果母亲贫血，不仅会出现产后出血、产褥感染等并发症，还会殃及胎宝宝，例如易感染、抵抗力下降、生长发育落后等	• 血红蛋白计数：110~160 克 / 升
妊娠糖尿病检查	• 检测血糖水平是否正常	• 空腹：<5.1 毫摩尔 / 升 • 服糖后 1 小时：<10 毫摩尔 / 升 • 服糖后 2 小时：<8.5 毫摩尔 / 升
超声波检查	• 主要是为了了解胎宝宝的发育情况有无异常。本月，羊水相对较多，胎宝宝大小比例适中，在子宫内有较大的活动空间。此时进行超声波检查，能清晰地看到胎宝宝的各个器官	(单位：厘米) • 孕 21 周：双顶径的平均值为 5.22±0.42；腹围的平均值为 15.62±1.84；股骨长为 3.64±0.40 • 孕 22 周：双顶径的平均值为 5.45±0.57；腹围的平均值为 16.70±2.23；股骨长为 3.82±0.47 • 孕 23 周：双顶径的平均值为 5.80±0.44；腹围的平均值为 17.90±1.85；股骨长为 4.21±0.41 • 孕 24 周：双顶径的平均值为 6.05±0.50；腹围的平均值为 18.74±2.23；股骨长为 4.36±0.51
测量宫高、腹围	• 了解胎宝宝宫内发育情况，是否发育迟缓或为巨大儿	• 宫高正常：24（22~25.1）厘米 • 腹围正常：85（80~91）厘米

妊娠糖尿病检查结果超标不要慌

　　孕期患妊娠糖尿病将会影响分娩方式，如果血糖控制不好，血糖值较高，就只能采取剖宫产。

　　造成孕妈妈妊娠糖尿病检查结果超标的原因很多，如检查前一天摄入过多糖分，吃了太多水果或者检查前一天吃得过饱，都可能会导致第二天的检查超标。所以孕妈妈拿到超标结果时，先不要惊慌，按照医生的建议进行糖耐量检查，如果确定为糖代谢异常，孕妈妈要积极地进行饮食监控和运动调节。

孕6月顺产饮食方案

孕6月的时候，胎宝宝通过胎盘吸收的营养是孕早期时的五六倍，孕妈妈比之前更容易感觉到饥饿，少吃多餐是这一时期对抗饥饿的好办法。而且，孕妈妈的一日三餐和加餐都要保证质量，宜选择营养丰富的食材。

孕妈妈饮食宜多样化

孕妈妈的饮食要多样化，尽力做到补充丰富、足量的营养素，这样才是孕妈妈健康和胎宝宝正常发育的保障。本月可多吃海带、芝麻、豆腐等含钙丰富的食物，避免孕妈妈出现腿抽筋的情况；每天喝1杯牛奶也是必不可少的，能够帮助孕妈妈补充优质蛋白质及脂肪；富含多种维生素的蔬菜和水果可以维持牙龈健康，防止牙龈出血，清除口腔中过多的黏膜分泌物及废物。

为胎宝宝储存营养

孕中期，胎宝宝的生长发育明显加快，孕妈妈也要开始进行蛋白质、脂肪、钙等营养素的储备工作。充足的营养储备，不仅能够保证胎宝宝的正常发育，也能提高孕妈妈的抵抗力，免受疾病困扰。

同时，本月胎宝宝要靠吸收铁质来制造血液中的红细胞，如果孕妈妈铁摄入不足，会出现贫血症状，所以为了防止缺铁性贫血的发生，孕妈妈应多吃富含铁质的食物。

含油脂的食物不能少

孕妈妈只吃素食会造成营养种类的缺失，影响胎宝宝的生长发育。如果孕妈妈是素食主义者，建议至少要吃一些富含不饱和脂肪的食物，比如坚果、大豆。怀孕期间最好还是充分摄入各种类型的食物。

海带不宜多吃

孕妈妈适量食用海带对身体大有裨益，但不宜多吃。因为吃过多海带易引起碘摄入过量，会对胎宝宝产生不良影响。而且，由于近年来环境污染，海带中也含有一些重金属，孕妈妈长期大量食用海带，会对身体有害。食用时，应将海带在清水中浸泡24小时，并且要在浸泡过程中勤换水。

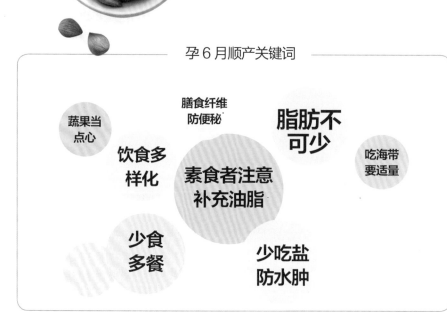

孕6月顺产关键词

蔬果当点心　膳食纤维防便秘　脂肪不可少　饮食多样化　素食者注意补充油脂　吃海带要适量　少食多餐　少吃盐防水肿

吃些富含脂肪、蛋白质的食物

孕 6 月胎宝宝身体器官发育迅速，蛋白质作为造就身体最为重要的"原材料"，孕妈妈应适量摄入，以满足胎宝宝所需。专家建议，孕中期孕妈妈应每天补充 60 克左右蛋白质。

保证适量脂肪摄入也很重要，脂肪也是人体必需营养素之一，胎宝宝皮下脂肪开始出现，脑神经的发育仍在继续，孕妈妈保证脂肪的足量摄入有助于胎宝宝身体的发育。孕妈妈可适当选食核桃、花生等富含不饱和脂肪的食物。

孕妈妈应补充足量的膳食纤维

孕妈妈摄入足够的膳食纤维，可以增强自身的免疫力，维持消化系统的健康，还能降低血压，预防妊娠糖尿病，但不宜过量食用，建议每天总摄入量在 20~30 克为宜。若孕妈妈患有胃肠及消化道疾病，则应减少摄入量。

谷类、豆类及新鲜蔬菜、水果中含有丰富的膳食纤维。孕妈妈在加餐时不妨多吃　些全麦面包、麦麸饼干、红薯、菠萝片等食物，可以补充膳食纤维，预防便秘和痔疮。

控制高钠食物的摄入量

孕妈妈补充膳食纤维的同时，也应少吃糖和盐等钠含量高的食物，如蛋糕、巧克力、糖块等，这是因为高钠食物易引起孕妈妈水肿。孕 6 月，孕妈妈的肚子越来越大，很容易出现下肢水肿的现象，如果这样的孕妈妈再食用高钠食品，将会加重水肿情况，增加孕妈妈患上妊娠高血压综合征、妊娠糖尿病的风险。

多吃巧克力容易加重水肿。

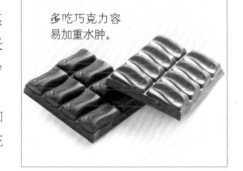

孕 6 月，脂肪、蛋白质优选套餐

早餐	午餐	晚餐
南瓜香菇包 1 个 鸡丝面片汤 1 碗	腰果鸡丁 1 份 排骨海带汤 1 碗 红薯饼 1 块	清蒸大虾 1 份 凉拌猪肝 1 份 三丁豆腐羹 1 碗

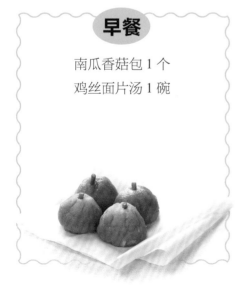

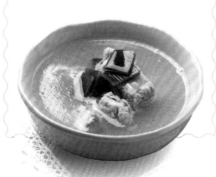

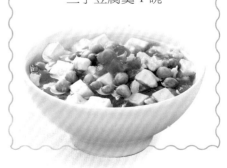

要注意及时补血

　　孕妈妈贫血不利于胎宝宝的发育，也不益于顺产，孕妈妈从孕中期开始就要注意补血，多食用含铁丰富的食物，如动物肝脏、蛋类、菠菜、红枣等。

　　有少数贫血的孕妈妈是因为缺乏叶酸或维生素 B_{12}，应克服偏食的习惯，多吃一些深绿色的蔬菜、肉类、动物肝脏、蘑菇、全谷类食物等。

　　在吃含铁丰富的食物的同时不要喝牛奶，牛奶中的钙会降低身体对铁的吸收。

多吃促进铁吸收的食物

　　孕妈妈此时除了吃富含铁的食物外，还要注意多补充一些能够促进铁质吸收的食物，维生素 C 有利于铁质吸收，孕妈妈可以多吃一些富含维生素 C 的蔬果，如柠檬、西红柿、猕猴桃、草莓等。

　　另外，本月孕妈妈也需要补充钙质，但需要注意的是，在补充含铁丰富的食物的同时，应避开富含钙质的食物，两者一同食用，铁和钙的吸收都会受到影响。

宜多吃瘦肉

　　人体对牛、羊、猪、鸡、鱼等肉类和肝脏中的铁吸收率较高，因为肉类中铁的存在形式更易于被小肠细胞吸收和利用。

　　孕 6 月，孕妈妈对铁的需求量骤增，应适当增加肉类、肝脏和动物血的摄入，孕妈妈在补充肉类时要选择油脂较少的瘦肉，既能在较短的时间内提高孕妈妈的血红蛋白水平，改善贫血，还不会因摄入过多热量而长胖。

　　牛瘦肉是孕妈妈补铁、控制体重的上佳之选，目前多采取炖煮的方式烹饪，虽然可以让孕妈妈保持体重，但口味单调，其实孕妈妈可以尝试煎牛肉，也可以增加牛瘦肉中的油脂析出，降低热量。

补血食疗方

将适量红豆、带红衣内皮的花生仁、红枣按等量比例混合在一起，然后加入适量的枸杞子，用红糖调味后，在砂锅中一起炖约40分钟，每天早上空腹趁热吃一小碗。

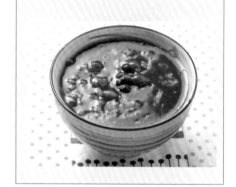

—— 孕 6 月顺产关键词 ——

预防贫血

补铁可吃瘦肉

维生素C促补铁

补血有利于顺产

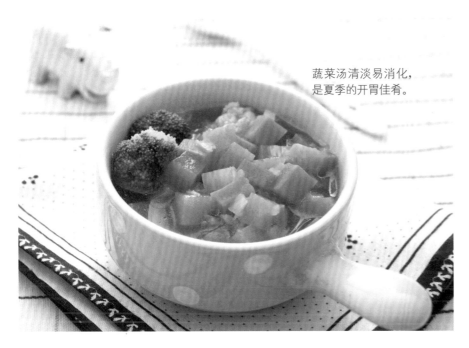
蔬菜汤清淡易消化，
是夏季的开胃佳肴。

夏季饮食应注意

夏季天气炎热，消化功能变弱，很多孕妈妈的食欲下降。此时孕妈妈饮食宜清淡，并保证每天摄入优质蛋白。新鲜多样的应季蔬菜是孕妈妈饮食的首选，且能保证孕妈妈摄入足够的膳食纤维。富含优质蛋白的肉类食物，如鸡肉、猪肉可以与新鲜蔬菜一起制作成蔬菜瘦肉汤，这样的汤既营养丰富又不油腻。食欲不好的话，可以只用蔬菜煮汤，清淡又开胃。

吃火锅的注意事项

孕妈妈其实是可以吃火锅的，不过一定要少吃，而且还应注意食材的卫生和营养的搭配。

孕妈妈吃火锅时，最好选择比较清淡的汤底，口味比较重的汤底中会放入辣椒、花椒等调味品，会给孕妈妈的胃肠造成负担。

孕妈妈为了健康着想，最好少吃火锅。偶尔食用时，也一定要将肉片、蔬菜等烫熟煮透再吃，并且食量要有所节制，不可大吃大喝。

冰激凌要少吃，最好能不吃

夏天天气热，冰激凌清凉又好吃，很多孕妈妈都想吃，可是不知道孕中期能不能吃冰激凌，其实孕妈妈可以吃，但一定要少吃，因为冰激凌中含有过多化学色素和添加剂，这些成分，对胎宝宝的发育有一定影响，所以为了胎宝宝的安全，孕妈妈还是要忍一忍。

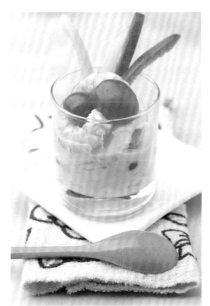

吃火锅易长胖

孕妈妈吃火锅会导致肥胖，因为火锅味道鲜美，一家人坐在一起气氛热烈，孕妈妈不知不觉就会吃多了，而且火锅蘸料多油、多盐，底料里热量也较高，孕妈妈经常吃会导致体重超标。

孕6月孕妈妈、胎宝宝重点营养素补充

本月是胎宝宝高速生长的时期，骨骼开始硬化，大脑还在继续生长发育，需要靠吸收大量铁元素来制造血液中的红细胞，因此，孕妈妈本月要注意补充蛋白质、铁、维生素C等营养素。

专家建议

孕6月孕妈妈的营养均衡依然很重要，应保证摄入食材的多样化，除了加强下列营养素的摄入外，每天还要注意摄入碳水化合物，孕妈妈可以在一餐中挑选几种富含碳水化合物的食材，少量、多次的补充，以兼顾营养和美味。

蛋白质

本月胎宝宝正在迅速发育，蛋白质是造就胎宝宝各组织器官的"原材料"，孕妈妈应及时、足量地摄取蛋白质。

黄豆
鸡肉

B族维生素

孕妈妈补充足量的B族维生素有助于促进蛋白质代谢，保证胎宝宝的脑部正常发育。

糙米
猪肝

胎宝宝壮，孕妈妈瘦

怀孕第6个月的胎宝宝像一个小老头，皮肤皱巴巴的，视网膜和牙胚开始形成。这一时期孕妈妈要注意蛋白质的摄入，保证胎宝宝的正常发育，也保证孕妈妈体重适度增加。

钙

此时钙的补充一方面可促进胎宝宝的骨骼发育，另一方面也可以预防孕妈妈腿抽筋的情况。

虾
豆腐

维生素C

维生素C可帮助孕妈妈吸收更多铁质，保证胎宝宝正常发育，还可以缓解孕妈妈牙龈出血症状。

西红柿
草莓

硒

硒是是维持心脏正常功能的重要元素。孕妈妈每天需要补充50微克硒，来保护胎宝宝心血管和大脑的发育。

南瓜
芦笋

铁

胎宝宝要靠孕妈妈提供的铁质生成红细胞。孕妈妈摄入铁质不足，自身将会贫血，还会影响胎宝宝的发育。

猪瘦肉
菠菜

孕 6 月不长胖、促顺产的明星食材

南瓜
南瓜能够促进铁元素的吸收，帮助孕妈妈预防缺铁性贫血。而且南瓜是低糖低热量食物，可有效控制体重。

煮粥蒸食

鸡肉
孕妈妈适量食用鸡肉有利于补血、增强体质，而且鸡肉脂肪含量较低，孕妈妈食用不用担心长胖。

鸡胸肉扒小白菜

红枣
红枣可以缓解孕妈妈的贫血症状，让身体更有劲儿，便于孕妈妈在未来几个月中能够强健身体，增强顺产产力。

煮粥炖汤

胎宝宝壮，孕妈妈瘦
孕 6 月的饮食重点在于足量摄入胎宝宝所需营养素、预防孕妈妈贫血，因此，本月中孕妈妈要增加肉类、动物肝脏的摄入。但是，孕妈妈还是要注意摄入量，以免体重增加过多。

芦笋
芦笋中蛋白质、维生素含量较高，能促进消化，补充胎宝宝所需营养素，而且芦笋热量较低，不容易让孕妈妈发胖。

芦笋鸡丝汤

紫薯
紫薯富含硒，能够帮助增强免疫力、抗疲劳、提升体力，为顺产做好准备。而且，紫薯能够预防便秘，让孕妈妈轻盈起来。

紫薯银耳羹

莲藕
莲藕含有大量的维生素C和膳食纤维，可预防贫血和便秘，能有效增强体质，特别适合孕中期孕妈妈食用。

蜜汁藕片

饮食有节制，体重好控制
孕 6 月，孕妈妈需要加强营养，但不是多吃就好，暴饮暴食只会导致孕妈妈营养过剩，体重大增，反而不利于孕妈妈和胎宝宝的健康和发育。

专家建议
虽然优质蛋白质是胎宝宝成长发育必需的营养物质，但孕妈妈也不宜长期大量进食，因为会增加胃肠道负担，影响其他营养物质吸收。

适度运动助顺产

　　孕 6 月，胎宝宝的体重让孕妈妈的腰背肌肉和脊椎压力很大，所以孕妈妈常出现腰背酸痛的症状。此时，如果孕妈妈能做一些缓解腰背部肌肉压力的动作，会令整个孕期轻松很多。

益处

舒展腰背肌肉，能缓解抑郁，强健腹部器官。

瑜伽半站立前屈

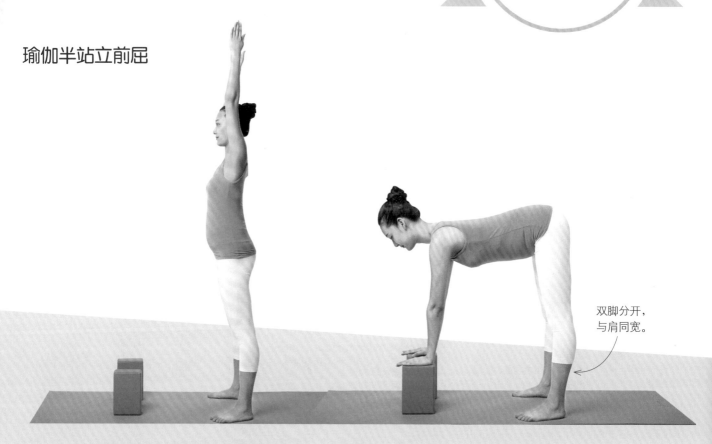

双脚分开，与肩同宽。

1 站山式立于垫子上，准备瑜伽砖在前侧，双脚分开与肩同宽，吸气，手臂从两侧打开向上举过头顶，胸腔上提。

2 呼气时，屈膝，身体向前折叠向下，双手落于砖块上，吸气时再将双腿伸直，膝盖上提，借助双腿的阻力，整个背部向前拉伸。保持 5~8 组呼吸，站起调整呼吸。

瑜伽剪步蹲式

1 双脚分开与髋同宽，保持平行，右手扶球，左手放于髋关节，屈双膝，背部依然保持向上延展，没有塌陷。

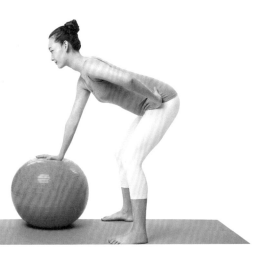

2 左脚向后打开 90 厘米左右的开度，脚跟抬起，感觉足弓的力量，吸气，拉伸脊椎向上，背部尽量向上立高，体会抱宝宝的感觉，可保持双腿伸直或微弯曲。

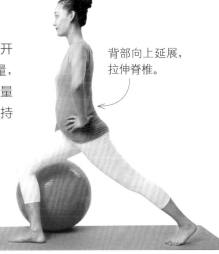

背部向上延展，拉伸脊椎。

3 呼气，屈双膝向下蹲，两条腿尽量弯曲 90°，后面的膝盖不着地，前面的膝盖保证停在脚踝的正上方，右手可借助球的支撑稳定身体不会前倾。吸气时向上站起，球会随之滚动。随着呼吸的节奏，一侧做蹲起 6~8 次，换另外一侧重复上述动作。

膝盖不着地。

—— 要顺产更要安全 ——

锻炼部位 加强腿部力量与平衡感，让孕妈妈在孕中期和孕晚期更有劲儿，也为顺产做准备。

运动频率 每周2~4次，早晚各1次。

辅助工具 可使用瑜伽球，也可以用差不多高度的凳子、椅子代替。

准爸爸这样做 如果孕妈妈平衡感不好，准爸爸应时刻在孕妈妈身边，为她保驾护航。

注意事项 平衡感较差的孕妈妈要先保持身体平衡，然后尽力将动作做到标准。

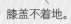

展肩运动

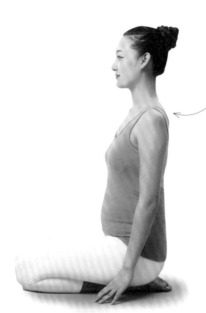

肩膀放松，
后背挺直。

益处

这套动作可改善上半身血
液循环，缓解劳累，改善
孕期失眠情况。

1 跪坐在垫子上，跪坐时两膝盖
稍分开，以感觉动作舒适为宜。
肩膀自然放松，脊背挺直。

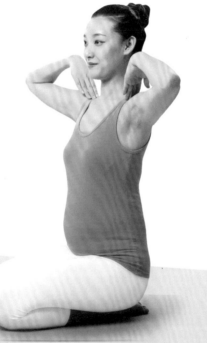

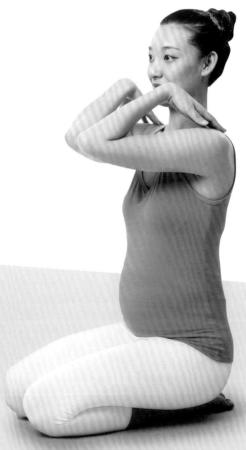

2 双臂向身体两侧平举，手心朝
上，两臂举至与肩齐平，然后
慢慢弯曲肘部，使指尖搭在肩
膀上。

3 指尖继续搭在肩膀上，双手肘相碰于胸前，吸
气，慢慢向上抬高手肘，使肩轴向上转动，大
臂尽量贴在耳旁，保持这个姿势。

—— 要顺产更要安全 ——

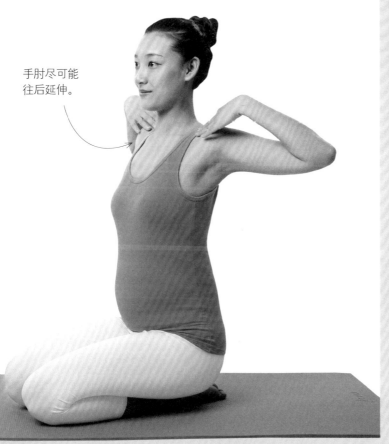

手肘尽可能
往后延伸。

锻炼部位　可以锻炼肩、臂、背部的肌肉群，是一个放松上半身的姿势。

运动频率　每天起床后、睡前和工作间隙都可以做。

辅助工具　此动作背部要挺直，孕妈妈也可以坐在有椅背的椅子上挺直背脊。

准爸爸这样做　准爸爸适时地给孕妈妈揉捏肩膀，是孕妈妈坚持运动的最好动力。

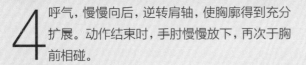
4 呼气，慢慢向后，逆转肩轴，使胸廓得到充分扩展。动作结束时，手肘慢慢放下，再次于胸前相碰。

注意事项　运动强度不大，孕妈妈在做这个动作的时候以轻柔、缓慢为宜。

第 25 周
胎宝宝在继续发育中，包括肺中的血管、恒牙的牙蕾、口腔内的神经等。胎宝宝还能抱起小脚和握紧拳头了。

第 26 周
胎宝宝的肺、脊柱仍在发育中，已经会吸气和呼气，眼睛已经形成，听觉也很敏锐。他能随着音乐而移动，还能对触摸有反应。趴在孕妈妈的腹部上能听到胎宝宝的心跳声。

第 27 周
胎宝宝的肺继续发育，味蕾、虹膜、睫毛已基本形成。所以他能感觉不同的味道，还能觉察光线的变化。现在的胎宝宝，吸吮手指可是他的强项。

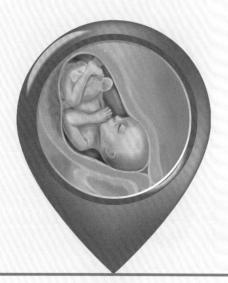

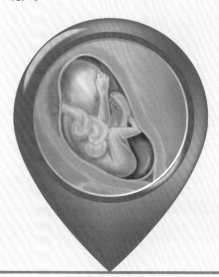

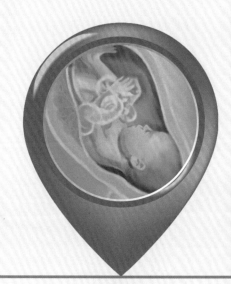

第 25 周

第 26 周

第 27 周

第 28 周
胎宝宝的肺已经能呼吸了，体重也在一点点增加。此时女宝宝的阴唇尚不能覆盖阴蒂。胎宝宝现在最喜欢爸爸妈妈的声音，和他对话，他会以胎动来回应。

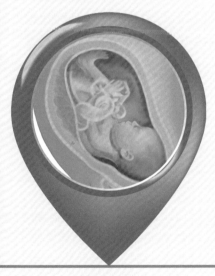

第 28 周

孕 7 月

进入孕 7 月，胎宝宝越来越大，孕妈妈的肚子也更大了，像个圆圆的皮球，因此孕妈妈的孕期生活也变得有些辛苦了，但所幸，孕妈妈和胎宝宝都会平安地度过这段时间。本月孕妈妈要努力保证充足的睡眠，注意饮食的质量。

孕 7 月体重管理

孕 7 月，胎宝宝和孕妈妈对各种营养素的需求都有所增加，胎宝宝和孕妈妈的体重也跟着飞速增加，所以，孕妈妈要调整食物的摄入量，使摄入营养更符合身体需求，尽力保持体重增长在合理范围内。

合理饮食，控制体重增长

孕 7 月是孕妈妈体重迅速增长、胎宝宝迅速成长的阶段，多数孕妈妈体重增长会超标，这时期也是妊娠高血压、妊娠糖尿病的高发期。此时孕妈妈的主食最好是米面和杂粮搭配，副食则要全面多样、荤素搭配。

不长肉的小秘诀

有些孕妈妈体重增加了不少，但是做 B 超显示胎宝宝却很小，肉全长在自己身上了。而有些孕妈妈虽然体重没增加多少，但是胎宝宝体重却很正常。那么，如何才能做到只长胎不长肉呢？

本月，孕妈妈的肚子已经越来越大了，行动多有不便，所以控制体重就要靠合理的饮食，再加上适度的锻炼了。

每天摄入谷类 400~500 克，谷类适当选择杂粮如小米、玉米、燕麦等；豆制品 50 克；肉、禽、蛋、鱼 150~200 克；其中动物肝脏及动物血每周一两次，每次 50~100 克；蔬菜 500 克，深色蔬菜占一半以上；牛奶 250 毫升。

每天要适当做锻炼，千万不能因为肚子大了不方便就整天躺着不动，最好的方式就是散步，一般以 20 分钟左右为宜，不要太劳累，中途可以坐下来休息。

准爸爸最好也参与到孕妈妈的散步中来，可以利用周末的时间，与孕妈妈一起去散散步，对缓解工作压力也有帮助。

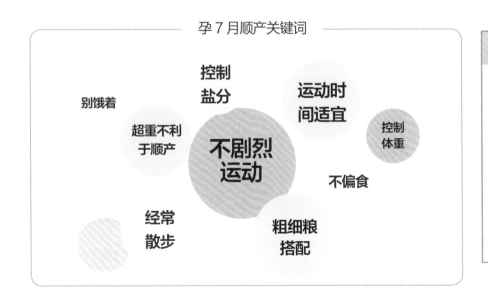

孕 7 月顺产关键词

控制盐分　运动时间适宜　别饿着　超重不利于顺产　不剧烈运动　控制体重　不偏食　经常散步　粗细粮搭配

不宜太贪嘴

孕妈妈要避免吃太甜的食物及人工甜味剂和人造脂肪，包括白糖、糖浆、糖果、巧克力及可乐或人工添加甜味素的果汁饮料、罐头水果、人造奶油、冰冻果汁露、含糖花生酱等。否则，长时间食用，体重会直线飙升，同时也增加了孕妈妈患妊娠糖尿病的概率。

饥饿感来袭，更要注意吃

孕 7 月，孕妈妈会更容易感到饥饿，但也要控制吃，晚上睡前不要吃饼干，通常饼干中奶油和糖含量都很高，随便吃点就会发胖，孕妈妈可以吃半块苹果或者蔬菜条来缓解饥饿。平时吃坚果要适量，因为坚果中油脂含量较高，吃多了会导致脂肪堆积，孕妈妈可以吃一些煮熟的豆类，补充蛋白质的同时，也能增强饱腹感。

要做到饮食有规律

此时，孕妈妈的食欲增强，更容易感到饥饿，但是要做到饮食规律。"三餐两点心"的饮食模式是最适合孕妈妈的。早、中、晚三餐是必需的，不仅要吃，而且时间也要固定下来。适合孕妈妈的最佳吃饭时间为：早餐 7~8 点，中餐 12 点，晚餐 18~19 点。

在三餐之间根据需要，孕妈妈再吃一些小零食，如果汁、坚果、蛋糕、水果等。要注意每次不要吃太多，坚持少吃多餐会让胃肠更健康、营养吸收更充分，孕妈妈也不会过度肥胖。

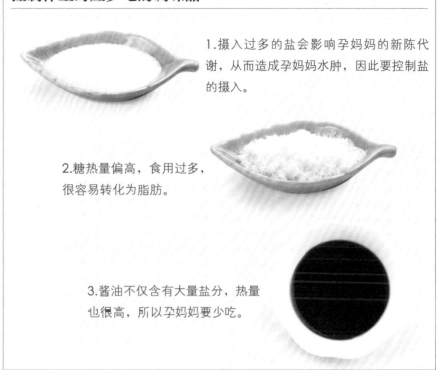

控制体重时应少吃的调味品

1.摄入过多的盐会影响孕妈妈的新陈代谢，从而造成孕妈妈水肿，因此要控制盐的摄入。

2.糖热量偏高，食用过多，很容易转化为脂肪。

3.酱油不仅含有大量盐分，热量也很高，所以孕妈妈要少吃。

预防便秘和水肿也是控制体重

有些注意控制饮食、坚持运动锻炼的孕妈妈还是在迅速增重，很有可能是因为孕 7 月越来越重的便秘和水肿造成的体重增长，那么怎么才能预防便秘及水肿呢？

培养良好的生活和排便习惯是预防便秘的方法，孕妈妈在饮食上应注意补充富含膳食纤维的食物，并且每天保证补充充足的水分，这有利于促进肠道蠕动，软化干便。

排便时集中注意力，不要看书，也不要玩手机。

想要预防水肿，就要注意调节以下几点生活习惯：

1.调整工作和生活节奏，不要过于紧张和劳累，保证充分的休息。

2.不宜久站、久坐，多走动，增加下肢血液流动。

3.休息时尽量抬高双腿。

4.低盐饮食，能够有效调节身体内的盐分、水分，预防水肿。

职场孕妈妈要坚持运动

孕妈妈每天要坚持运动，达到一定的运动量，这样才有助于控制体重，如果孕妈妈平时在工作中没时间活动，那么就需要勤运动了，可以在每天晚饭后半小时坚持散步 20 分钟，这对控制体重有很大的帮助。但如果孕妈妈发现有胎盘低、羊水少、出血、肚子疼等情况，就要遵循医嘱，不要逞强进行运动。

运动也要注意安全

孕妈妈的肚子越来越大，就要更注意运动安全，不管是做瑜伽运动还是散步，一定要保证身体平稳和平衡，以免出现任何意外。

适度运动，安全控制体重

孕 7 月，孕妈妈的肚子越来越明显，有些孕妈妈会出现胸闷气短、呼吸不畅的情况，因此，在用运动来控制体重增长时，应根据自身情况来调节运动强度。如果孕妈妈身体强健，可以进行一些强度较大的运动，如果孕妈妈身体稍弱，就不用强求运动强度，注意日常活动，如做饭、收拾屋子等。

运动时要注意保持平衡，可借助瑜伽球等辅助用具。

不同孕妈妈运动方式不同

1. 身体强健的孕妈妈：游泳、爬楼梯、孕期体操等。

2. 体质较弱的孕妈妈：散步、孕妇瑜伽、日常活动等。

重视产检，提升顺产概率

进入孕 7 月，孕妈妈的肚子更大了，行动也更笨拙了。本月要重视血压检查，因为孕 7~8 月是妊娠高血压综合征高发时期，孕妈妈应提前做好准备，做到心里有数。从本月最后每周开始，产检频率将会变为每 2 周一次。

孕 7 月产检项目

产检项目	检查内容和目的	标准值
尿常规检查	• 便于医生了解肾脏的情况	• 正常：尿蛋白、尿葡萄糖及尿酮体均为阴性
血压检查	• 检测孕妈妈是否患有高血压或低血压	• 收缩压（即高压）：90~140 毫米汞柱 • 舒张压（即低压）：60~90 毫米汞柱
体重检查	• 通过孕妈妈的体重增长情况对孕妈妈进行合理的饮食指导	• 每周体重增加以不超过 0.5 千克为原则
超声波检查	• 可了解胎宝宝的发育情况有无异常	（单位：厘米） • 孕 25 周：双顶径的平均值为 6.39±0.70；腹围的平均值为 19.64±2.20；股骨长为 4.65±0.42 • 孕 26 周：双顶径的平均值为 6.68±0.61；腹围的平均值为 21.62±2.30；股骨长为 4.87±0.4 • 孕 27 周：双顶径的平均值为 6.98±0.57；腹围的平均值为 21.81±2.12；股骨长为 5.10±0.41 • 孕 28 周：双顶径的平均值为 7.24±0.65；腹围的平均值为 22.86±2.41；股骨长为 5.35±0.55
测量宫高、腹围	• 了解胎宝宝宫内发育情况，是否发育迟缓或为巨大儿	• 宫高正常：26（22.4~29）厘米 • 腹围正常：87（82~94）厘米
听胎心音	• 监测胎宝宝发育情况	• 正常范围：每分钟 120~160 次

量血压也有小窍门

本月是妊娠高血压的高发期，孕妈妈不能忽略量血压这个小检查。在量血压时，孕妈妈一定要放松，可先休息 10 分钟左右，平复下心情再量。对于缴费等活动可让准爸爸帮忙，以免孕妈妈走来走去，影响血压稳定。

骨盆小的孕妈妈要多锻炼

即使检测得知孕妈妈骨盆小，也不意味着一定"不能顺产"。在身体条件允许的情况下，骨盆小的孕妈妈可用多做骨盆运动，量力而行做家务等方法提升顺产的概率。经过一段时间的锻炼，骨盆小的问题会有所改善，也许在产前再进行检查时，骨盆条件就会达到顺产的标准。

孕 7 月顺产饮食方案

　　孕 7 月来临了，越来越多的孕妈妈出现了水肿的症状，此时要注意优质蛋白质和蔬果的摄入。蔬菜和水果中含有人体必需的多种维生素和矿物质，它们可以提高机体的抵抗力，加强新陈代谢，辅助减轻水肿症状。

孕 7 月孕妈妈需要吃点啥

　　本月，胎宝宝大脑又一次进入发育高峰期，而脑细胞迅速生成需要优质蛋白质、维生素 E 等具有补脑作用的营养物质参与，所以孕妈妈宜多吃补脑食物。鱼类中含有丰富的 DHA 和蛋白质，核桃、花生等坚果中含有丰富的维生素 E，孕妈妈均可适当多吃一些。

蛋白质摄入量各有不同

　　蛋白质摄入量，各个时期都不同。孕早期每天比孕前多增加 5 克即可，而到了胎宝宝快速发育的孕中期、孕晚期，孕妈妈每天需增加蛋白质的量就要分别比孕前多 15 克和 25 克。孕妈妈平常可通过增加蛋类、牛奶、肉类及豆制品等含有高蛋白质的食物来补充。

补充 B 族维生素

　　B 族维生素参与体内多种物质代谢和生理反应，能调整孕妈妈情绪，可消除或缓解孕中期疲劳，还能促进胎宝宝神经系统、大脑、骨骼及各器官的生长发育，孕妈妈可适当多摄入一些。

　　B 族维生素是一个大家庭，本月孕妈妈为了自身的健康和胎宝宝的正常发育，应着重补维生素 B_1、维生素 B_2。

　　维生素 B_1 食物来源：小麦粉、燕麦、大豆、小米、花生、猪瘦肉、羊肉、牛奶等。

　　维生素 B_2 食物来源：奶类及其制品、动物肝脏、蛋黄、茄子、鱼、芹菜、柑橘、橙子等。

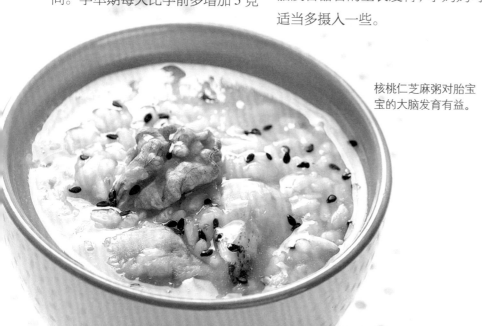

核桃仁芝麻粥对胎宝宝的大脑发育有益。

孕 7 月顺产关键词

充足补充矿物质

脂肪也要吃

蛋白质摄入不过量

健康摄入油脂

补充不饱和脂肪

富含矿物质食物速查

1.铁：红色瘦肉、动物血、动物肝脏中含量较高。

2.铜：在动物肝脏、鱼、虾、蛤蜊中含量较高；鲜榨果汁、红糖中也有一定含量。

3.锌：贝类、鱼类、肉类、动物肝脏中含量较高。

4.硒：小麦、玉米、白菜、南瓜、大蒜和海产品中含量较丰富。

5.碘：海带、紫菜、海鱼中含量丰富。

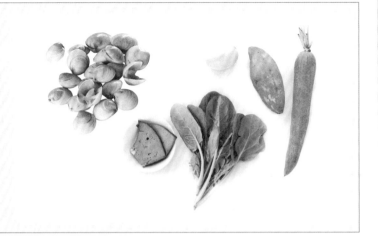

合理补充各种矿物质

矿物质在整个孕期都十分重要，随着胎宝宝发育的加速和母体的变化，各种矿物质的需求量也相应增加，特别是对钙、铁、碘、锌等矿物质的需求尤为迫切。如果缺乏矿物质，孕妈妈会出现妊娠合并贫血、小腿抽筋、体虚多汗、惊醒等症状。胎宝宝先天性疾病发病的概率也会增加。因此，孕妈妈应注意合理补充矿物质。

要适量摄入不饱和脂肪

孕中期，很多孕妈妈看到日渐臃肿的身体，第一反应就是要少吃或不吃脂肪，这种认识是片面的。只要体重合理增加，就是健康的，不需要人为地节食，尤其不能拒绝"好"脂肪——不饱和脂肪。因为胎宝宝现在需要单、多不饱和脂肪酸来增加体重，发育大脑。但是，猪油、奶油、油炸食物中含有大量的饱和脂肪，因此这类食物尽量不要摄入，否则会对孕妈妈和胎宝宝的健康不利。

油脂这样吃

本月胎宝宝机体和大脑发育迅速，对必需脂肪酸的需求增加，需及时补充。因此，孕妈妈可以用含有不饱和脂肪酸的植物油炒菜，如大豆油、花生油、菜子油等。孕妈妈还可在加餐时吃些花生、核桃、葵花子、芝麻等含有一定油脂的坚果。

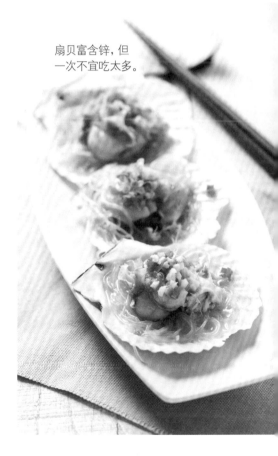

扇贝富含锌，但一次不宜吃太多。

孕 7 月孕妈妈、胎宝宝重点营养素补充

这个月小家伙的头发约有 0.5 厘米长，皮肤褶皱更多。胎宝宝的生长、孕妈妈的细胞修复等都需要蛋白质和能量。因此，孕妈妈要坚持正确的方式补充优质营养，充分摄取蛋白质、维生素 E、B 族维生素等营养素。

专家建议

孕妈妈每天还需保证对水的充足补充。只有水分充足，才能加速各种营养物质在体内的吸收和运转，更好地把营养输送给胎宝宝。孕妈妈每日的饮水量为 1200 毫升，即每天 6~8 杯水。

脂肪

脂肪有益于胎宝宝的中枢神经系统发育和维持细胞膜的完整，孕妈妈每天吃2个核桃即可满足所需。

核桃
鸭肉

铁

孕妈妈缺铁，很容易患缺铁性贫血，这不仅会让孕妈妈感觉头晕乏力，还可能会导致胎宝宝宫内缺氧。

木耳
猪肝

B 族维生素

B族维生素能够促进蛋白质、碳水化合物、脂肪酸的代谢合成，能满足此阶段胎宝宝的生长所需。

小米
羊肉

胎宝宝壮，孕妈妈瘦

在这个月中，胎宝宝的生长速度依然很快，为了满足胎宝宝身体生长、孕妈妈细胞修复等需要，孕妈妈在本月要保证充足的营养摄入，尤其是蛋白质和脂肪，孕妈妈不能因为怕长胖就少补充甚至不补充，这样对胎宝宝无益。

锌

足量的锌可确保胎宝宝中枢神经的正常发育，而且孕妈妈缺乏锌还会增大早产的概率，所以从本月开始就要开始注意补充。

扇贝
羊肉

蛋白质

如果孕妈妈出现因为营养不良导致水肿的情况，就需要注意多补充一些优质蛋白质。

鸡蛋
鱼

维生素 E

本月胎宝宝大脑、皮肤与生殖器的发育处在重要阶段，需要多吃些富含维生素E的食物，以保证胎宝宝正常发育。

山药
玉米油

孕 7 月不长胖、促顺产的明星食材

生菜
生菜富含维生素B_1，是调节情绪的不错食材。生菜可以做沙拉，热量相对较低，可帮助孕妈妈控制体重。

生食 炒食

冬瓜
冬瓜有利水功效，能缓解孕妈妈因子宫压迫造成的下肢水肿情况，能够辅助管理体重增长。

煮汤 炒食

小米
小米富含铁和膳食纤维，能够帮助补血，有助于孕妈妈增强体力，调节肠道功能，为迎接顺产做好准备。

小米蒸 排骨

胎宝宝壮，孕妈妈瘦
本月饮食重点仍是补充营养，要适量摄入优质蛋白质和脂肪，但是孕妈妈还是要控制体重，应避免体重快速攀升，不利于之后的顺产，因此本月注意要吃好、吃对。

松仁
松仁中不饱和脂肪酸含量丰富，有利于胎宝宝脑部发育，且不易让孕妈妈长胖。另外，松仁对缓解孕期抑郁有一定作用。

松仁 鸡丁

羊肉
羊肉中锌、蛋白质含量都很丰富，既能够保证孕妈妈体力充沛，助力顺产，也能促进胎宝宝中枢神经的发育。

羊肉山 药汤

鳕鱼
鳕鱼富含多种维生素和DHA，对胎宝宝的皮肤与大脑发育都有不错的辅助作用，且脂肪含量低，不容易让孕妈妈长胖。

青柠 鳕鱼

少吃高糖水果，不易增重
有很多水果糖分都很高，如荔枝、桂圆等，孕妈妈多吃不仅易患妊娠糖尿病，还会导致糖分摄入过多，造成脂肪堆积。

专家建议
孕 7 月，孕妈妈也要重视妊娠纹和妊娠斑，平时吃些西红柿和西蓝花有助于防纹、淡斑。

适度运动助顺产

孕 7 月,孕妈妈的肚子更大了,身体重心开始后移,容易出现腰酸背痛的感觉。在此阶段,孕妈妈做一些舒缓的放松孕妇操,有助于缓解肌肉酸痛和锻炼孕妈妈的肢体协调性和灵活性。不过,在做运动时,一定要以感到舒适为宜,如果感觉不适,应立即停下。

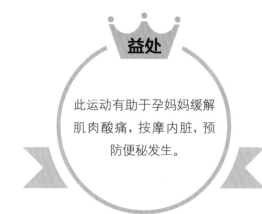

益处

此运动有助于孕妈妈缓解肌肉酸痛,按摩内脏,预防便秘发生。

扭转运动

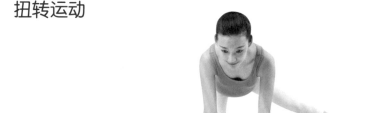

1 先进入手膝位支撑身体,手腕在肩膀正下方,两膝在髋关节正下方,骨盆中立位,吸气时打开左腿向左侧,脚趾内收,足弓与右膝对齐,左腿尽量伸直,且脚外侧压向地面,延长脊椎向前。

手指张开,撑住地面。

左腿的伸直程度以自身的状况而定。

2 吸气,右手向下用力推向地面,肩膀要拉离耳朵,左手臂向上打开,目光跟着手指尖向上看,在此体会胸廓扩展的畅快与舒适,带领着胎宝宝尽可能地深吸气。

3 呼气,左手臂拉回并向右侧伸出,想象在给自己一个大大的拥抱,感受背部的伸展与扭转。然后将腿收回,双膝跪地坐在垫子上休息片刻,换另一侧重复上述动作。

放松运动

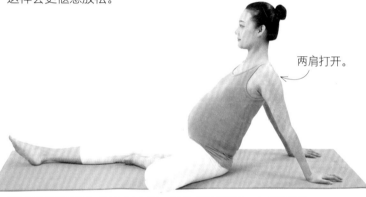

1 全身放松，双腿伸直坐在瑜伽垫上，双手放在身后支撑身体。调整呼吸，使气息均匀，也可以闭起眼睛，仰起头，这样会更惬意放松。

两肩打开。

2 起始动作坚持 1 分钟左右后，身体稍向后靠，左腿蜷起。左脚尽量抵住右侧的大腿，体会左腿屈膝的感觉。

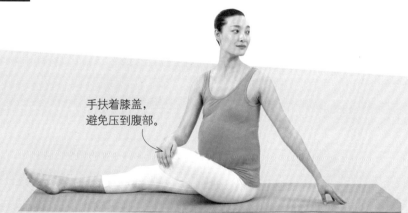

手扶着膝盖，避免压到腹部。

3 将蜷起的左腿放于右腿上面，上半身在左胳膊的带动下向左稍转，右手放于左膝盖上，然后再依照此动作向右转。然后恢复到盘腿动作，双手放在膝盖上，放松一下。

—— 要顺产更要安全 ——

 锻炼部位　延伸、舒展腰部，使全身得到放松，尤其是对孕妈妈舒缓下肢压力很有帮助。

 运动频率　运动强度小，孕妈妈随时可做，不限次数。

 辅助工具　孕妈妈在地板上做此运动时，一定要铺一个瑜伽垫，或者是厚一点的毛毯。

 准爸爸这样做　准爸爸为孕妈妈放一首柔美的音乐，陪孕妈妈一起运动。

 注意事项　此动作较为舒缓，孕妈妈不用强求运动数量，以身体自然放松为宜。

单腿侧伸展运动

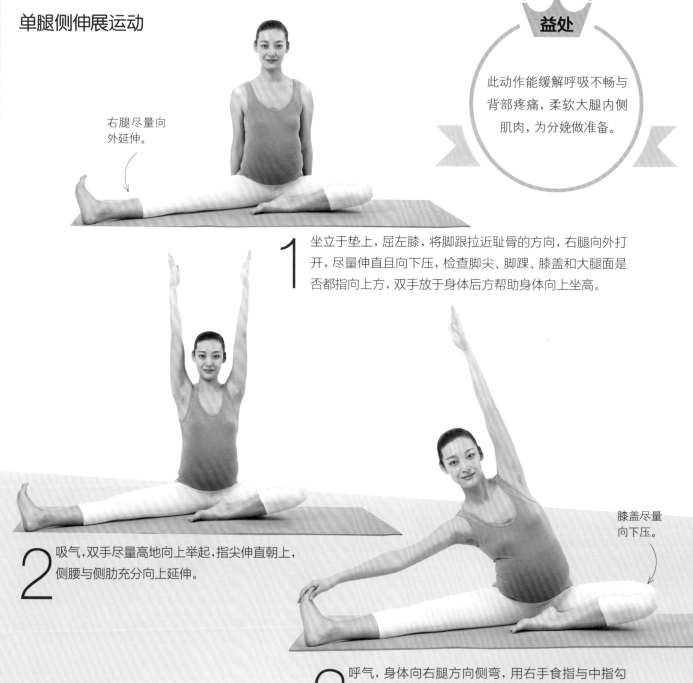

右腿尽量向外延伸。

1 坐立于垫上,屈左膝,将脚跟拉近耻骨的方向,右腿向外打开,尽量伸直且向下压,检查脚尖、脚踝、膝盖和大腿面是否都指向上方,双手放于身体后方帮助身体向上坐高。

2 吸气,双手尽量高地向上举起,指尖伸直朝上,侧腰与侧肋充分向上延伸。

3 呼气,身体向右腿方向侧弯,用右手食指与中指勾住右脚大脚趾,找到手指拉脚趾的力量,同时脚趾也会有推手指的抵抗。吸气,左手臂向右上伸展,尽量伸展侧肋。

膝盖尽量向下压。

手臂向一侧伸展时要慢，注意腹部承受能力。

4 呼气，带动左大臂贴向耳朵的方向，身体向右腿的方向下压，更深地体会伸展。在此姿势可停留 5~8 组呼吸。

收回右腿时可借助手的帮助。

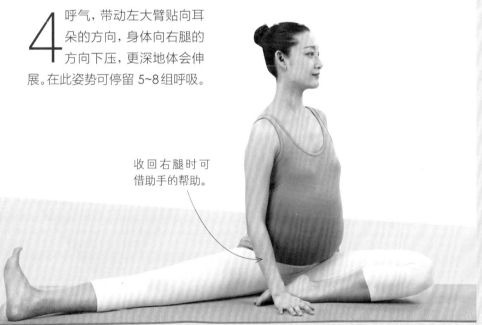

5 吸气时，松开手指，向上坐起；呼气时，向屈膝侧扭转上背部，右手和左手分别放于身体前后侧的地面上，尽可能打开肩膀向后展开。保持此姿势，停留 5 组呼吸，然后收回身体。当收回右腿时，用右手拖住膝盖窝，向上抬起再把右腿收回。换另外一侧。

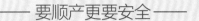

—— 要顺产更要安全 ——

锻炼部位　可拉伸胸部，缓解腰侧压力，锻炼大腿内侧肌肉。

运动频率　每周四五次即可。

辅助工具　如果孕妈妈在床上做此动作，应选择较硬的床，太软的床不利于保持平衡。

准爸爸这样做　准爸爸可以牵着孕妈妈的手，引导、帮助孕妈妈伸展手臂。

注意事项　柔韧性较差的孕妈妈不用做到最标准，尽自己所能即可。

第 29 周
胎宝宝大脑的沟回增多，大脑的作用也有所加强，能控制呼吸和体温。头和身体的比例已经协调，眼睛能转动，对光线的感觉更强了。身体的增大，限制了他的活动范围。

第 30 周
胎宝宝的大脑和肺继续发育，头发更密了，骨髓开始造血，骨骼变硬，脚趾也在生长。他已经喜欢头朝下的姿势了，这可是标准的分娩姿势。

第 31 周
胎宝宝的大脑和肺正处在发育的最后冲刺阶段，身长增长趋缓而体重迅速增加。眼睛的变化非常明显，活动时睁开，休息时闭上。他还能辨别明暗，甚至能跟踪光源。

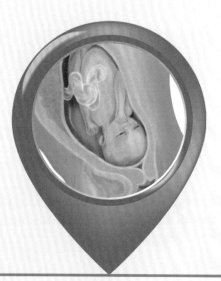

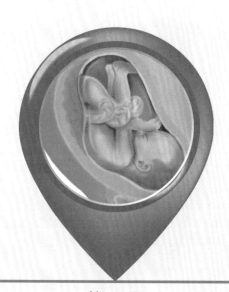

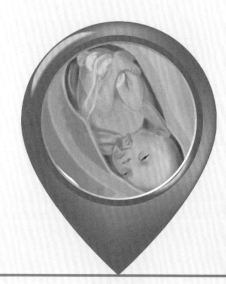

第 29 周

第 30 周

第 31 周

第 32 周
此时胎宝宝的内脏器官发育成熟，脚趾甲和头发也长得差不多了，他的感觉器官已经完全发育好并开始运转了。他还喜欢转动头部。

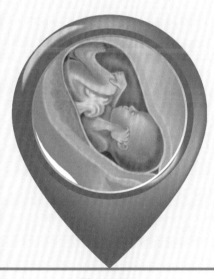

孕8月

经过了孕中期的安稳、平静之后，孕妈妈和胎宝宝走到了孕晚期。本月，沉重的腹部让孕妈妈更容易疲惫，而便秘、背部不适、腿部水肿等情况可能会更严重。不用担心和忧虑，放松心情，适当做一些运动，保持合理的营养，这样才能为顺利分娩打下基础。

第 32 周

孕 8 月体重管理

从现在开始直至分娩，孕妈妈体重将增加三四千克。现在，胎宝宝正在为出生做最后的冲刺，孕妈妈体重每周增加 500 克也是可能的，但是最好不要超过这个数值，否则会使胎宝宝过大，影响顺产。

孕晚期不宜过度肥胖

孕晚期，孕妈妈要控制碳水化合物、糖、盐的摄入量，以免引起过度肥胖，引发妊娠糖尿病、妊娠高血压综合征等。如果孕妈妈的体重已经超标了，可以适当减少米、面等主食的摄入量，但不要完全不吃主食，注意少吃水果。必要的时候，孕妈妈需要到医院咨询，制订个性化的健康饮食。

摄入有量，健康不长胖

孕晚期，孕妈妈每天应摄入的食物量如下所列：

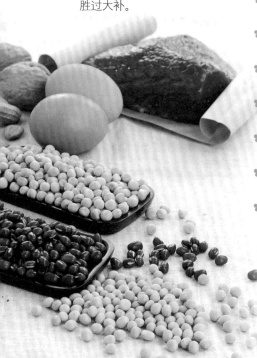

营养搭配均衡胜过大补。

- ✿ 主粮（米、面）300~400 克；
- ✿ 豆类及豆制品 50~100 克；
- ✿ 蛋类 50~100 克；
- ✿ 奶类 250 克；
- ✿ 新鲜蔬菜 500~700 克；
- ✿ 畜、禽、鱼、肉类 150 克；
- ✿ 水果 150 克；
- ✿ 粗粮 50 克。

坚果吃多了容易引起体重飙升

坚果多是种子类食物，富含蛋白质、油脂、矿物质和维生素。多数坚果有益于孕妈妈和胎宝宝的身体健康，但因其油脂含量比较大，一天吃太多坚果会导致热量摄入过多，进而引起脂肪堆积，不仅胎宝宝没有因此多吸收营养，孕妈妈的体重还会直线上升，不利于足月后顺利分娩，也不利于产后孕妈妈恢复。孕妈妈每天食用坚果以不超过 30 克为宜。

腐竹应少吃

腐竹具有浓郁的豆香味，口感也柔韧有嚼劲，是一些孕妈妈的心爱美食，但如果孕妈妈体重增长过快，就要控制腐竹的食用量了，因为大部分市售腐竹是经过油炸加工的，油脂及热量比豆腐、豆干等豆制品要高很多，甚至可以超过猪肉，孕妈妈在控制体重时应少吃。

运动不要停

进入孕晚期的孕妈妈出现体重增长过快的情况很普遍,饮食控制是一方面,运动控制也不能忘。因为本时期,孕妈妈的肚子越来越大,运动过程中的危险增加了,孕妈妈在锻炼时要更加小心。但是不要因为担心就放弃了运动,这样并不利于顺产,还会导致孕妈妈和胎宝宝体重过大,影响身体健康。

控制体重选对运动方法

适当的运动对于促进孕妈妈的新陈代谢有一定帮助,也可以避免营养过剩和脂肪堆积,保证孕妈妈和胎宝宝的健康,但孕妈妈要注意选择舒缓的运动,以防止因运动不当引起早产。建议选择舒展和活动筋骨的运动。稍慢的散步加上一些慢动作的健身体操,是最适合本时期孕妈妈的运动方式。散步的同时,孕妈妈还要加上静态的骨盆底肌肉和腹肌的锻炼,为顺产做好准备。

孕 8 月不宜做的运动

孕晚期不要做转动腰部的运动,因为腰背部在孕晚期承受的压力非常大,此时要注意腰背部的休息。散步时手摆幅度要小,脚跨步伐也要小,以免造成子宫收缩。而且在运动时,也要控制运动强度,不要让脉搏超过 140 次 / 分,体温不要超过 38℃。

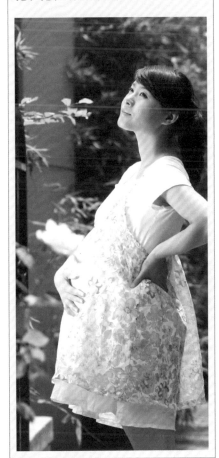

运动控制体重,也要注意安全

1. 孕8月,孕妈妈的腹部很大,散步时可能已经看不到脚下的路了,可能发生跌倒、撞到腹部的危险,因此孕妈妈要格外注意安全,最好有家人陪同一起外出,散步时不要东张西望,注意看清前面的路,还要注意着装轻便,以防止衣物被东西挂到引起孕妈妈跌倒。

2. 外出穿的鞋,最好选择舒适、合脚的运动鞋,孕妈妈就不要穿人字拖、拖鞋或者高跟鞋出门了。

孕 8 月顺产关键词

- 预防便秘
- 超重不利于顺产
- 进行舒缓运动
- 适度运动
- **控制体重还是要运动**
- 有增有减
- 慎吃油脂含量高的食物
- 每日吃30克坚果就够

重视产检，提升顺产概率

本月已进入孕晚期了，孕妈妈现在是不是有些紧张？其实不用担心，放松心情，适当做一些运动，保持合理的营养，这样有利于胎宝宝健康成长，也能为顺利分娩打下基础。如果你还是放心不下，可以通过产检来打消疑虑，也可以在产检时把自己的疑虑告诉医生。

孕 8 月产检项目

产检项目	检查内容和目的	标准值
尿常规检查	• 便于医生了解肾脏的情况	• 正常：尿蛋白、尿葡萄糖及尿酮体均为阴性
血压检查	• 检测孕妈妈是否患有高血压或低血压	• 收缩压（即高压）：90~140 毫米汞柱 • 舒张压（即低压）：60~90 毫米汞柱
体重检查	• 通过孕妈妈的体重增长情况对孕妈妈进行合理的饮食指导	• 每周可以稳定增加 0.45 千克
超声波检查	• 主要目的是监测胎宝宝发育情况、羊水量、胎盘位置、胎盘成熟度及胎宝宝有无畸形，了解胎宝宝发育与孕周是否相符	• 无标准值，个人差异大
血常规检查	• 如果母亲贫血，不仅会出现产后出血、产褥感染等并发症，还会殃及胎宝宝，例如易感染、抵抗力下降、生长发育落后等	• 血红蛋白计数：110~160 克 / 升
听胎心音	• 一般从孕 32 周开始，借助仪器记录下瞬间的胎宝宝心率的变化，推测出宫内胎宝宝有无缺氧	• 正常范围：每分钟 120~160 次
白带检查	• 判断孕妈妈是否有生殖道感染	• 正常 pH 为 4.5
骨盆检查	• 骨盆狭小或畸形骨盆均可引起难产	• 髂棘间径（IS）：23~26 厘米；髂嵴间径（IC）：25~28 厘米；骶耻外径（EC）：18~20 厘米；坐骨结节间径（TO）：8.5~9.5 厘米；耻骨弓角度：正常值约 90°，小于 80° 为不正常

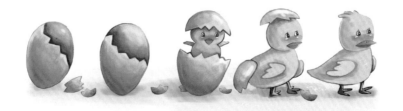

白带检查注意事项

　　本月要进行白带检查，以判断阴道清洁度、是否患有滴虫性或真菌性阴道炎。孕妈妈在做白带检查前一天应避免性生活。也可在检查前一天晚上，用清水适当清洗一下外阴部。检查前一天还要注意饮食，不要吃过多油腻、不易消化的食物，更不要饮酒，不要吃对肝功能、肾功能有损害的药物。

白带检查出现"+"不要过分担心

　　白带检查报告单中的"+"符号只说明孕妈妈感染了滴虫或真菌，并不说明其感染的严重程度。其中：I~II 为正常，III~IV 为异常，可能为阴道炎，同时常可发现病原菌、真菌、阴道滴虫等，做清洁度检查时应同时做滴虫、真菌检查。

骨盆检查要尽力配合

　　骨盆检查时，医生会先为孕妈妈进行骨盆外测量，如果骨盆外测量各径线或某径线结果异常，会在孕晚期进行骨盆内测量，并根据胎宝宝大小、胎位及孕妈妈产力选择分娩方式。骨盆内测量是医生用食指和中指伸到孕妈妈的骨盆内，摸孕妈妈的骶骨结节，有些测量孕妈妈会感到不舒服，甚至疼痛。所以，在配合医生检查时，孕妈妈应先做深呼吸运动，同时放松腹部肌肉。因为越紧张，医生的操作越困难，你的痛苦也越大，需要的时间也会更长。

有早产征兆如何保胎

出现早产征兆，孕妈妈先不要慌，及时到医院就医，听从医生的建议，并按照以下几点来进行保胎。

1.尽量卧床休息。

2.避免性生活。

3.在医生指导下服用安胎药。

4.孕妈妈尽量不要去公共场所及热闹拥挤的地方，以防细菌感染。

5.饮食清淡，少吃多餐，注意营养要均衡，避免吃冰冻、辛辣、刺激的食物。

6.调整好心情，不要太过紧张。

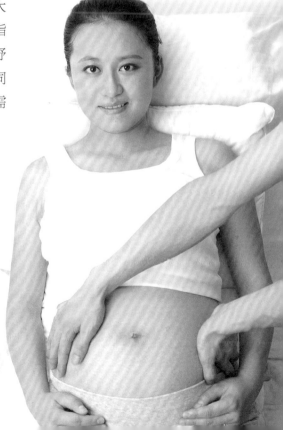

做骨盆检查时，孕妈妈要放轻松，配合医生的检查。

孕8月顺产饮食方案

从孕8月开始就进入孕晚期了，胎宝宝的生长发育达到了最高峰，孕妈妈和胎宝宝对各种营养素的需求也随之增加，孕妈妈在孕中期的饮食基础上，应适当增加蛋白质、铁、钙的摄入量，为胎宝宝健康发育和顺利分娩做好准备。

孕晚期，营养均衡更重要

孕晚期，胎宝宝的体重增加很快，如果营养不均衡，孕妈妈往往会出现贫血、水肿、高血压等妊娠并发症。因此孕妈妈要注意平衡膳食，孕妈妈所吃的食物品种应保持多样化，且荤素搭配、粗细搭配、主副食搭配，同时要搭配恰当。

此外，孕妈妈不能挑食，还要适当补充铁，预防贫血；补充钙、磷等有助于胎宝宝骨骼及脑组织发育的矿物质。可经常喝些牛奶，吃些豆制品和虾皮等，以补充钙及其他所需营养素。

不要过多摄入糖类，也就是不要吃太多主食，以免胎宝宝过大，影响分娩。可以多摄入一些优质蛋白质，比如鱼、虾类食物。另外，要吃新鲜的蔬菜和水果，补充各种维生素和微量元素。

时刻提防营养过剩

在孕期，孕妈妈要为胎宝宝的生长发育、生产和哺乳做准备，以至于使孕妈妈对营养物质的需求量比孕前要大很多，食欲剧增，尤其是孕晚期，孕妈妈食欲更好，但孕妈妈一定要注意营养不宜过剩。营养过剩，尤其是热能及脂肪摄入过多，可导致胎宝宝巨大和孕妈妈患肥胖症，对孕妈妈及胎宝宝都会产生不利的影响。

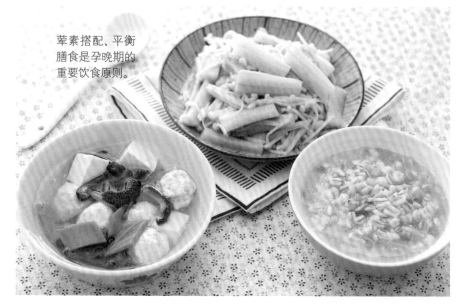

荤素搭配、平衡膳食是孕晚期的重要饮食原则。

饮食中少放盐

　　孕晚期，孕妈妈由于身体负担增加、胎宝宝压迫下腔静脉、血液循环不好等原因，孕妈妈比前几个月更易出现水肿的症状。

　　最常见的是下肢水肿，严重者可有大腿、腹部甚至全身水肿的症状。食盐中的钠会增加体内水分的潴留，加重水肿的程度。因此，这个时期应适当限盐，以每天不超过 6 克为佳，以适当缓解水肿的症状。

多吃利尿、消水肿的食物

　　本月孕妈妈可以多吃一些利尿、消水肿的食物，如冬瓜、荸荠以及鲫鱼、鲤鱼、鸭血等，这些食物都有利尿消肿的功效，同时又不会对孕妈妈和胎宝宝产生不利的影响。

蔬果是不错的消水肿食材

　　孕妈妈每天坚持进食适量的蔬菜和水果，不仅有利于减轻水肿的症状，也因为蔬菜和水果中含有人体必需的多种维生素和矿物质，也可有效改善体质，增强机体抵抗力，加速体内新陈代谢。

控制盐的摄入不等于忌盐

虽然孕晚期少吃盐可以帮助孕妈妈减轻水肿症状，但是孕妈妈也不宜完全忌盐。因为孕妈妈体内新陈代谢比较旺盛，特别是肾脏的过滤功能和排泄功能比较强，钠的流失也随之增多，容易导致孕妈妈食欲缺乏、倦怠乏力，严重时会影响胎宝宝的发育。因此，孕妈妈虽然要控制盐的摄入量，但也不能一点都不吃。

用冬瓜做汤喝，对缓解孕晚期水肿有很好的食疗功效。

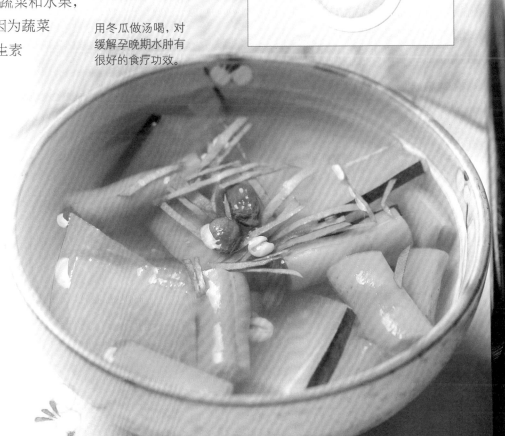

轻松缓解孕晚期便秘

　　孕 8 月，大多数孕妈妈都会有点便秘，这是由于不断增大的胎宝宝压迫肠胃引起的，孕妈妈不需要太过担心。建议孕妈妈在早上喝杯蜂蜜水，加餐时适当吃些香蕉，平时补充足量的水分，适当增加蔬菜和水果的摄入量，并且保证一定的运动量，孕妈妈可以选择天气好的时候散散步，有助于促进肠道的蠕动，有益于保持肠道的通畅，缓解便秘的情况。

香蕉润肠也补能量

　　熟透的香蕉富含膳食纤维，能够促进肠道蠕动，对防治便秘有一定效果。另外，香蕉中糖分较高，能够快速转化为葡萄糖，被人体吸收，是一种快速的能量来源，适合进入孕晚期、需要大量能量的孕妈妈食用。

适量吃水果可有效缓解孕期便秘。

　　但是孕妈妈要注意不能空腹吃香蕉，这是因为空腹吃香蕉会给肠胃和心脏增加负担，容易引起不适。孕妈妈在饭前 1 小时吃香蕉，这样对于吸收香蕉中的钾、叶酸及维生素 B_6 等营养素有帮助，而且也不会影响到正餐的消化和吸收。

睡前不要吃胀气的食物

　　有些食物在消化过程中会产生较多的气体，从而产生腹胀感，会影响孕妈妈正常睡眠。如蚕豆、洋葱、青椒、茄子、土豆、红薯、芋头、玉米、面包、柑橘类水果和添加木糖醇及甜味剂的饮料及甜点等，孕妈妈要尽量避免晚餐及睡前食用这些食物。

饭后立即吃水果易便秘

如果饭后立即吃水果，先到达胃的食物会阻碍胃对水果的消化，水果在胃里积滞时间过长容易发酵产生气体，从而引起腹胀、腹泻或便秘症状。对孕妈妈和胎宝宝的健康都不利，孕妈妈最好在饭前 1 小时吃水果。

不宜用豆浆代替牛奶

有些孕妈妈不喜欢牛奶的味道，不愿意喝牛奶，认为豆浆营养也很丰富，就用豆浆代替牛奶，其实这种做法并不好，因为大豆里含的钙量有限，而且豆浆的浓度不一，钙量不好计算，无法保证孕妈妈能够在进入需钙量较高的孕后期补充到足量的钙。虽然鼓励孕妈妈吃豆制品，但是不鼓励用豆浆替换牛奶。牛奶一定要喝，这样不仅可以补钙，还可以补充蛋白质。

妊娠糖尿病妈妈应多摄入膳食纤维

在可摄入的分量范围内，血糖过高的孕妈妈应该多摄入高膳食纤维食物，膳食纤维有助于提高胰岛素的敏感性，有降低餐后血糖的作用，帮助孕妈妈控制血糖，也比较有饱腹感。孕妈妈可以用糙米或五谷米饭取代白米饭，增加蔬菜的摄入量，吃新鲜水果而不喝果汁。

每周吃 2 次海带

海带中的硫酸酯为多糖类物质，能给孕妈妈降血压和血脂。而且海带富含碘、钙、维生素 B_1、维生素 B_2 等多种营养素，适合本月孕妈妈用于补充钙质及摄取 B 族维生素时食用。另外，吃海带还可以防辐射，可促使体内的放射性物质从肠道排出。

高钙饮食不宜盲目摄入

孕妈妈盲目地进行高钙饮食，如大量饮用牛奶，加服钙片等，有可能导致胎宝宝得高血钙症。出生后，胎宝宝囟门也可能会过早关闭、腭骨变宽而突出、主动脉窄缩等。一般说来，孕妈妈在孕晚期每日最佳钙摄入量为1200~1500毫克。

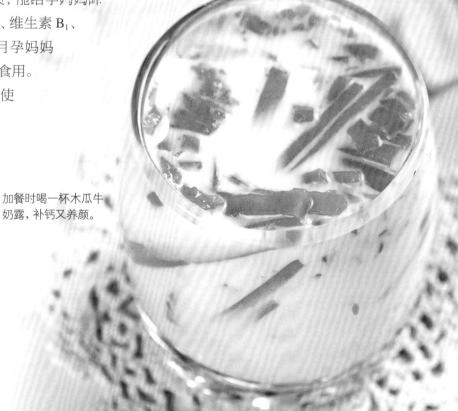

加餐时喝一杯木瓜牛奶露，补钙又养颜。

孕8月孕妈妈、胎宝宝重点营养素补充

孕8月，胎宝宝开始在肝脏和皮下储存糖原及脂肪。此时若碳水化合物摄入不足，将造成孕妈妈蛋白质和脂肪过量消耗，所以孕8月应保证热量的供给，增加主食的摄入，如大米、面粉等。

专家建议

这个时期仍然强调营养的多样化和合理性。每天孕妈妈既要保证肉类的摄入量，也要适当地食用蔬菜、水果，以达到自身营养均衡、增强体质的效果，否则身体的免疫力容易减弱，容易生病，还会对胎宝宝的身体发育产生不利影响。

蛋白质

孕妈妈的基础代谢达到最高峰，胎宝宝生长速度也增至最高值，需要储存大量的蛋白质，所以孕妈妈应尽量补充。

豆制品
鸡蛋

钙

孕晚期是胎宝宝大量储存钙的时期，如果孕妈妈摄入不足，容易导致胎宝宝在出生后出现软骨病的危险。

牛奶
芝麻酱

胎宝宝壮，孕妈妈瘦

本月为满足胎宝宝储存皮下脂肪及糖原的需求，孕妈妈要补充一些碳水化合物和蛋白质。此时要注意控制脂肪的摄入，以免出现孕妈妈超重或者胎宝宝过大的情况，为顺产扫清阻碍。

碳水化合物

从本月开始，胎宝宝就开始在肝脏和皮下储存糖原及脂肪了，孕妈妈要及时足量补充碳水化合物。

大麦
玉米

α-亚麻酸

孕妈妈适量补充α-亚麻酸，有助于胎宝宝在肝脏中生成可以帮助完善大脑和视网膜发育的DHA。

核桃
亚麻子油

铁

本月，胎宝宝除了造血需要铁质外，其脾脏也需要储存一部分铁，以避免宝宝在婴儿期出现贫血情况。

紫菜
猪肝

维生素C

本月，孕妈妈体内维生素C也处于较低状态，此时适当补充有益于孕妈妈吸收的铁元素，可以保证自身和胎宝宝的健康。

西红柿
白菜

孕 8 月不长胖、促顺产的明星食材

鸭肉
鸭肉是孕妈妈补充蛋白质、控制体重的好食材，让孕妈妈在滋补的同时又不易长胖。

炒菜炖煮

松子
松子对于胎宝宝大脑发育很有好处，但孕妈妈每天食用不要超过15克，这样既能补充营养又不易发胖。

煮粥炒食

土豆
土豆富含多种维生素和人体必需的氨基酸，孕妈妈可以将土豆替换一部分主食，既可补充营养，还能有效控制体重。

土豆饼

胎宝宝壮，孕妈妈瘦
本月，孕妈妈进入了体重快速增长期，本月的饮食重点是在保证孕妈妈和胎宝宝健康的前提下控制体重，避免体重增长过快。

白菜
白菜是孕妈妈增强体质的不错食材，而且白菜的热量很低，基本不会引起因热量剩余导致的脂肪堆积。

奶油白菜

海参
海参是一种高蛋白质、低脂肪的营养补品，在孕晚期适当吃些，不仅能够增加营养、维持体能，还不用担心摄入过多脂肪。

炒食煲汤

紫菜
紫菜富含钙、铁，能帮助孕妈妈预防贫血，还能保证胎宝宝骨骼的健康发育，而且紫菜的脂肪含量低，孕妈妈不用担心长肉。

紫菜包饭

控制体重，尽量少食高热量食物

本月是胎宝宝迅速发育时期，孕妈妈长时间摄入高热量食物，会使胎宝宝过大，增加顺利分娩的困难。因此孕妈妈要少食蛋糕、糖果、薯条等高热量食物。

专家建议

孕晚期，可能有些孕妈妈出现了失眠、夜间频繁醒来的情况，孕妈妈不用过度担心，可吃一些助眠食物来提高睡眠质量，如牛奶、百合等。

适度运动助顺产

进入孕 8 月，孕妈妈要继续保持运动，为将来的顺利分娩打下良好的基础。对于平时不爱运动的孕妈妈来说，此时散步依然是最好的运动方式，但是对于一直在做瑜伽的孕妈妈来说，可以继续尝试做一些较为简单的动作。

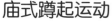

益处

强健骨盆区域和大腿的肌肉，强壮肾脏，有助于减轻泌尿系统和子宫的功能障碍，对孕晚期出现的尿频情况有所缓解。

庙式蹲起运动

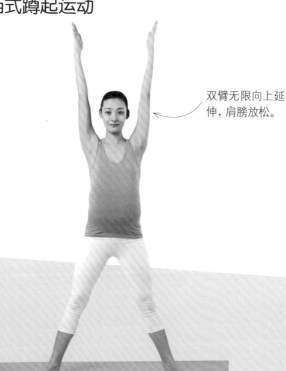

双臂无限向上延伸，肩膀放松。

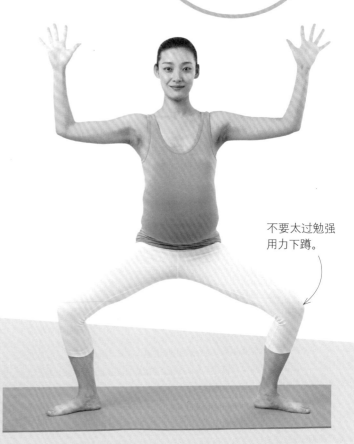

不要太过勉强用力下蹲。

1 双脚分开大概两肩的宽度，脚尖向外打开 45° 左右，双腿有力量地伸直，膝盖向上提起，吸气，举双臂向上伸展，手心相对，肩膀放松下沉。

2 呼气，屈膝下蹲，膝盖向脚尖方向弯曲，双脚向下用力，双腿内侧伸展（感受从大腿根部拉伸至膝盖内侧）。如果能做到，尽可能蹲至大腿与地面平行的位置，双手肘弯曲至 90°，尽可能向后打开手肘，感觉胸廓伸展，手掌和手指尽量张开，吸气时向上站起，重复前面的练习。此体式可做 8~10 组。注意站起时不弹动膝盖，每次蹲起都要配合呼吸。

瑜伽胸膝卧位式

力量集中于手臂的上半部分肌肉。

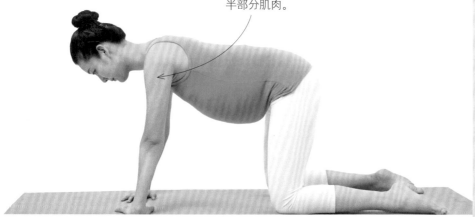

1 穿着宽松的衣裤，双膝分开与肩同宽，跪在垫子上，大腿与小腿成90°直角，双手放在垫子上，指尖相对打开至肩膀宽度，双臂支撑起上半身。

后背挺直，不要下塌。

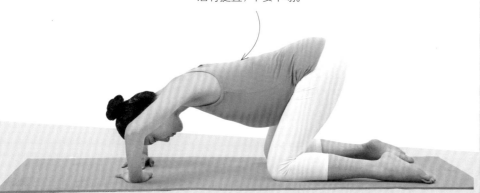

2 头和双臂向下落，臀部抬高，使头部位于双手上方，形成臀高头低位，保持5~8组呼吸。

—— 要顺产更要安全 ——

锻炼部位 辅助调整胎位，助力顺产，也能增强背部的肌肉力量，缓解本月因肚子过大引起的腰酸背痛情况。

运动频率 每周2~4次，每天早晚各1次。

辅助工具 此动作最好在没有高度的地面上进行，孕妈妈可以铺上厚一点的毯子，来防止膝盖受凉及骨关节不适。

准爸爸这样做 准爸爸除了在一旁保护孕妈妈的安全外，还可以辅助孕妈妈规范动作，比如引导孕妈妈挺直背脊。

注意事项 如果在孕30周后胎位仍不正，应在医生指导下进行胎位矫正。

瑜伽门闩式

可以用椅子或板凳代替瑜伽球。

1 跪立于垫子上，左手先扶着球，右手放于髋部，伸直右腿向外打开，脚趾回勾向膝盖方向，脚跟与左膝对齐，左腿小腿胫骨下压，脚踝前侧伸展，背部挺直。

2 将球推至右手，吸气，打开左手臂，左手臂侧举至与肩平，保持 2 组呼吸。

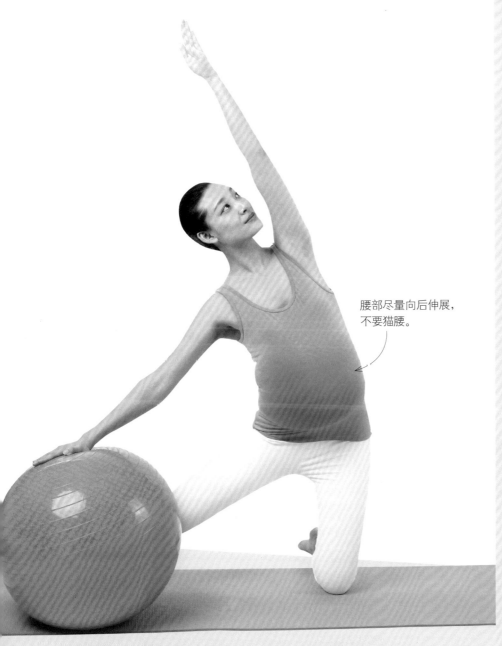

腰部尽量向后伸展，不要猫腰。

锻炼部位　此动作可以伸展骨盆，也能锻炼到腹部肌肉，使孕妈妈的腹内器官保持良好的状态。

运动频率　每天锻炼两三次，每次2~4组。

辅助工具　瑜伽球要轻轻地推动，切不可让球离开手，孕妈妈也可以用稳固的盒子充当支撑物。

准爸爸这样做　准爸爸一定要保证孕妈妈的安全，在进行此动作时准爸爸应时刻保护孕妈妈的安全。

注意事项　孕妈妈在做动作时要注意保持平衡，以免发生危险。

3 呼气，左手臂向上伸展，手心向内，同时带动身体向右侧弯曲，右手自然推动球向右侧移动。打开胸廓，向上翻转，眼睛通过手臂内侧向上看，在此停留 3~5 组呼吸，随着吸气左手臂还原。换另外一侧练习。

第 33 周
因为胎宝宝的迅速增长，子宫内已经没有多少活动空间了，这时孕妈妈需要每天数胎动。胎宝宝的皮肤由红色变成了可爱的粉红色，大脑也迅速发育。

第 34 周
胎宝宝运动起来更加困难，甚至不能漂浮在羊水中了。他的免疫系统也在发育，为抵抗轻微的感染做准备。他现在基本上是头朝下的姿势。

第 35 周
胎宝宝的肺、中枢神经系统、消化系统都基本发育成熟。他的胳膊和腿更加丰满了，听力也已发育充分，一切都在为出生做准备。

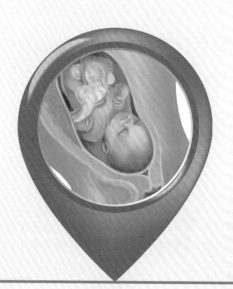 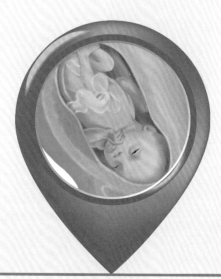 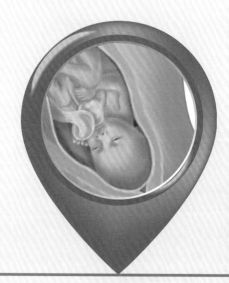

第 33 周　　　　　　第 34 周　　　　　　第 35 周

第 36 周
胎宝宝的表情丰富起来了，他会打哈欠、揉鼻子，甚至挤眉弄眼。因为活动范围的限制，胎宝宝的运动会有所减少，但运动的力度大为增强。

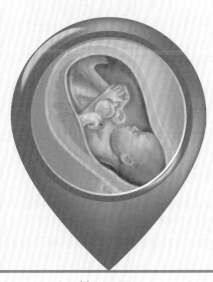

第 36 周

孕 9 月

　　孕 9 月，孕妈妈就连睡觉也会觉得辛苦，可是这辛苦之后是甜蜜，宝宝到来的幸福会让孕妈妈觉得任何辛苦都是值得的。这个月的胎宝宝似乎也很期待和妈妈见面，胎动的力气会比以前大很多。

孕 9 月体重管理

孕 9 月，孕妈妈就要开始为分娩做准备了，为自身储备能量，还要满足胎宝宝的营养所需。到本月末，孕妈妈的体重增长速度会达到最高峰，但孕妈妈的体重仍应控制在每周增重 0.4 千克左右，尽量不要增长太快，以免增加分娩时出现危险的概率。

不要盲目节食控制体重

本月是孕妈妈为体重大感头疼的一个月，因为这个月也是孕妈妈体重飞速增长的一个月，有些孕妈妈发现自己体重超标，就开始用节食的方法来控制体重，但这个方法并不适用于孕妈妈。尤其是在孕 9 月，胎宝宝也在快速地发育，每天都需要摄入充足的营养，如果孕妈妈盲目节食无法保证摄入足够的营养，容易导致供给胎宝宝的营养素减少，从而影响到胎宝宝的正常发育，也会导致孕妈妈分娩时无力，出现难产的情况。

因此，孕妈妈不要盲目节食，可以咨询医生和营养师，根据自己的情况制订出合理的食谱，才是科学可靠的控制体重的方法。

食不过量很重要

孕期最后 3 个月的体重控制任务非常艰巨，到了孕晚期，有些孕妈妈的胃口格外好，夜间甚至会被饿醒，阻挡不住的饥饿感总是让你想要吃东西，如果这时候管理体重的心态稍有松懈就可能让体重增长超标。

在即将生产的孕 9 月，孕妈妈的饮食更要做到营养均衡、食不过量、热量不超标，并且坚持适当的运动，这样才能够保证胎宝宝正常发育且孕妈妈不会长胖，孕妈妈的分娩才能够顺利完成。

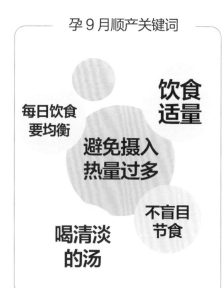

孕 9 月顺产关键词

饮食适量

每日饮食要均衡

避免摄入热量过多

不盲目节食

喝清淡的汤

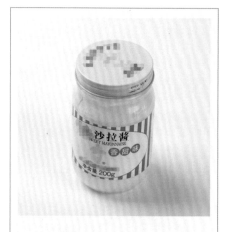

少吃酱料

孕 9 月，孕妈妈既要均衡饮食，以满足胎宝宝的营养所需，又要控制体重不要增长过快，这确实有难度，不过少吃酱料可以让孕妈妈轻松控制体重。酱料中往往调入大量盐、糖来提味，孕妈妈吃酱料容易引起糖分摄入过多造成脂肪堆积，也容易因为摄入过多盐导致水肿。

孕妈妈平时在吃沙拉时会加入沙拉酱，但过多食用沙拉酱很容易让孕妈妈长胖，在孕期的最后时刻，孕妈妈可千万不要对体重控制有所松懈，最好不要吃沙拉酱，或者用其他调味品代替，比如酸奶、海鲜汁等。

孕妈妈吃得过多并不好

孕 9 月的胎宝宝仍处在迅速发育时期，孕妈妈的饮食可以相应地有所增加，但是一定不要超量，以免摄入过多热量引起过度肥胖，要知道胎宝宝虽然对营养素需求有所增加，但并不是孕妈妈吃得越多越好，胎宝宝的吸收毕竟有限，摄入过多只会让孕妈妈的体重增加，并无其他益处。

没必要天天喝浓汤

孕晚期不应该天天喝脂肪含量很高的浓汤，如猪蹄汤、鸡汤等，因为过多的高脂食物不仅让孕妈妈身体发胖，也会导致胎宝宝过大，给分娩造成困难。比较适宜的汤是富含蛋白质、维生素、钙、磷、铁、锌等营养素的清汤，如瘦肉汤、蔬菜汤、蛋花汤、鲜鱼汤等。而且汤和肉要一块吃，这样才能真正摄取到营养。

不能一点儿脂肪都不吃

孕妈妈摄入适量脂肪，是胎宝宝正常发育的重要保证，孕妈妈可千万不能因为看到本月体重大增就不摄入脂肪了，缺乏脂肪会影响到胎宝宝的大脑发育，甚至会造成无法弥补的脑损伤，因此孕妈妈在控制体重时，可以多吃鱼类等富含不饱和脂肪的食物。

鱼肉富含不饱和脂肪，利于胎宝宝大脑发育。

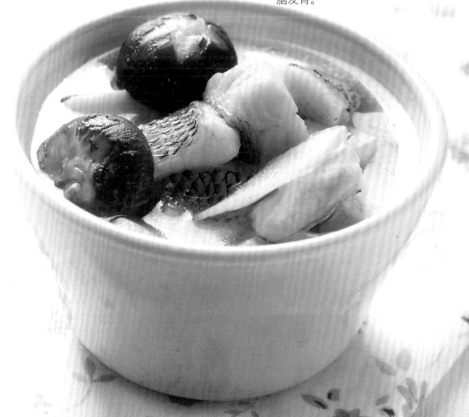

体重增加明显，要去医院就诊

　　在本月孕妈妈体重迅速增长是很普遍的，孕妈妈尽量将每周体重增加控制在 0.4 千克左右，但如果孕妈妈每周体重超过了 0.5 千克，不要认为只是这一周自己吃得多了运动少了而已，并没什么要紧的，其实到了孕 9 月，孕妈妈的体重大幅度、快速增长很可能使孕妈妈和胎宝宝的健康受到威胁，应当尽快去医院就诊，及时检查胎宝宝的情况。

> ### 准爸爸应陪孕妈妈散步
>
> 为了帮助孕妈妈更好地控制体重，饭后准爸爸可以主动邀请孕妈妈一起去散散步。散步的时候与孕妈妈谈谈心，谈谈有了宝宝之后的幸福生活，不知不觉就帮孕妈妈完成了锻炼计划。天天如此，孕妈妈一定会爱上运动的。

孕 9 月就要躺着养胎吗

　　随着离预产期越来越近，孕妈妈的肚子越来越大，有些孕妈妈停止了运动，转而在家静躺养胎，一些孕妈妈是因为觉得行动不便，怕出现意外，也有一些孕妈妈是因为觉得憋闷气短而放弃了继续运动。其实，如果孕妈妈没有胎盘低置、羊水过少等情况，在做好安全防护的基础上坚持进行舒缓的运动是有助于顺产的。坚持运动不仅能够增加运动量，有利于孕妈妈控制体重，还能保持肌肉力量，为顺产增强产力，大大减少分娩时间和降低分娩难度。

体重控制较好的孕妈妈不要松懈

　　体重增加在标准范围内的孕妈妈也不要放松警惕，坚持合理饮食，少吃容易增肥的食物，如蛋糕、薯片等高糖分、高热量的食物；坚持进行适量的舒缓运动，既控制体重也能增强体质，对顺产也有一定帮助。

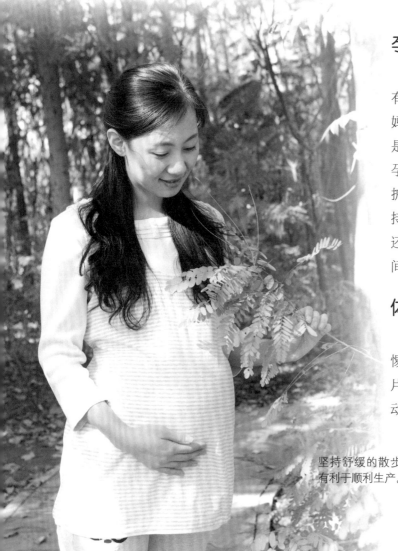

坚持舒缓的散步
有利于顺利生产。

重视产检，提升顺产概率

胎宝宝已经占满了整个子宫空间，胎动的次数逐渐减少，但更富有力量。这一切都表明胎宝宝在为"搬家"做准备了。从这个月开始，产检的次数逐渐增多了，孕妈妈一定要配合医生按时产检，这样发现问题才能及时解决，使顺产计划顺利进行。

孕 9 月产检项目

产检项目	检查内容和目的	标准值
尿常规检查	• 便于医生了解肾脏的情况	• 正常：尿蛋白、尿葡萄糖及尿酮体均为阴性
血压检查	• 检测孕妈妈是否患有高血压或低血压	• 收缩压（即高压）：90~140 毫米汞柱 • 舒张压（即低压）：60~90 毫米汞柱
体重检查	• 通过孕妈妈的体重增长情况对其进行合理的饮食指导	• 每周可以稳定增加 0.4 千克
超声波检查	• 主要目的是监测胎宝宝发育情况、羊水量、胎盘位置、胎盘成熟度及胎宝宝有无畸形，了解胎宝宝发育与孕周是否相符	• 无标准值，个人差异大
血常规检查	• 如果母亲贫血，不仅会出现产后出血、产褥感染等并发症，还会殃及胎宝宝，例如易感染、抵抗力下降、生长发育落后等	• 血红蛋白计数：110~160 克 / 升
听胎心音	• 推测出宫内胎宝宝有无缺氧	• 正常范围：每分钟 120~160 次
白带检查	• 判断孕妈妈是否有生殖道感染	• 正常 pH 为 4.5
心电图	• 判断孕妈妈心脏能否承受生产压力	• 一般情况都是正常的，如有异常，医生往往建议再次检查

做心电图注意事项

孕晚期是心脏压力最大的时候，临产前做个心电图，可判断孕妈妈的心脏能否承受分娩压力。在做心电图时需要注意以下几点：

1. 不要空腹做心电图，以免孕妈妈出现低血糖，否则，将会引起心跳加速，影响心电图的检测结果。

2. 不要在匆匆忙忙的状态下去做心电图，检查前最好先休息一会儿，等心跳平稳下来再做检查。

3. 如果身上有手表、手机等，最好取下来，以免造成干扰。

4. 做心电图时，要穿容易穿脱的衣服，别穿连衣裙。

孕 9 月顺产饮食方案

从现在开始，孕妈妈进入准备分娩期了。这时候的胎宝宝即将成熟，这个月孕妈妈要继续补充钙和铁，以满足胎宝宝的生长需要。另外，这个月孕妈妈要注意饮食安全，少食用易导致过敏的食物。

孕 9 月应注意补充的营养

这个月胎宝宝已经基本发育成熟，孕妈妈要开始为分娩做准备了，在营养的摄入上，孕妈妈要根据自己的身体情况，来做有针对性的调节。需要强调的是，胎宝宝体内一半的钙都是在孕期最后两个月储存的，孕妈妈可适当补充一些。本月除了要补充充足的钙之外，还要加强优质蛋白质的补充，以保证胎宝宝发育得更加成熟，另外，还应适当增加锌、铜、维生素 B_1 的摄入，以降低胎膜早破的概率。

要注意补充富含维生素 K 的食物

维生素 K 具有促进血液正常凝固、防治新生儿出血疾病等作用，而孕妈妈的维生素 K 营养水平将直接影响着胎宝宝出生后维生素 K 的水平。孕晚期，孕妈妈适当摄取富含维生素 K 的食物，可预防产后大出血，同时也能预防宝宝出生后因维生素 K 缺乏引起的出血疾病。绿叶蔬菜、瘦肉、动物肝脏中都含有丰富的维生素 K，孕妈妈可适当多吃一些。

补钙仍然很重要

本月应继续补钙，一方面胎宝宝的牙齿、骨骼钙化加速，需要储存一部分钙供出生之后用，另一方面孕妈妈自身需要增加钙的储备，以防止妊娠高血压综合征的发生，所以本月继续补钙尤为重要。

有些孕妈妈会觉得在孕晚期补钙会造成胎宝宝骨头过早钙化、前囟门过早闭合的情况，这样不仅给顺产造成困难，还会影响宝宝未来的健康发育。其实这种担心是没有必要的，在孕晚期适量补钙对孕妈妈和胎宝宝都有好处的。

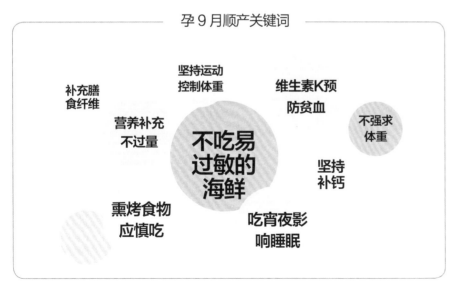

孕 9 月顺产关键词

- 补充膳食纤维
- 坚持运动控制体重
- 维生素K预防贫血
- 营养补充不过量
- 不吃易过敏的海鲜
- 不强求体重
- 坚持补钙
- 熏烤食物应慎吃
- 吃宵夜影响睡眠

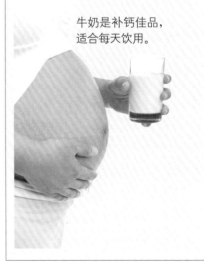

牛奶是补钙佳品，适合每天饮用。

要警惕食物过敏

　　孕妈妈食用易过敏食物不仅会导致自己身体不适，还会导致胎宝宝患病，甚至可能致畸。有过敏史或是过敏体质的孕妈妈可能会对某些食物过敏，这些过敏食物经消化吸收后，从胎盘进入胎宝宝的血液中，可能会影响胎宝宝的发育成长，还有可能损害胎宝宝的器官，从而导致胎宝宝患病或者畸形。所以，孕妈妈一定要警惕食物过敏，以往吃某些食物发生过敏现象，在怀孕期间应禁止食用。没有过敏史的孕妈妈在食用某些食物后如出现全身发痒或心慌、气喘等现象，应立即停止食用这些食物。

最好不要吃夜宵

　　有些孕妈妈为了补充营养，喜欢吃夜宵，但这样会影响睡眠质量，要知道，夜晚是身体休息的时间，吃夜宵之后，容易增加胃肠道的负担，让胃肠道在夜间无法得到充分的休息，而且也可能会影响孕妈妈的睡眠质量，因此孕妈妈吃夜宵要谨慎。另外，吃夜宵时间较晚，摄入的多余热量无法被消耗掉，很容易导致孕妈妈体内脂肪堆积，造成孕妈妈肥胖，甚至影响到产后恢复。

慎吃熏烤食物

　　夏天，一些孕妈妈往往会选择熏烤食物，这些食物在熏烤过程中，很容易通过烟熏炭烤致使食物含有大量亚硝胺化合物和苯并芘，它们都是强致癌物，对孕妈妈和胎宝宝的健康会有一些不良影响。因此，孕妈妈为了自己的身体和胎宝宝的健康，一定要慎吃。

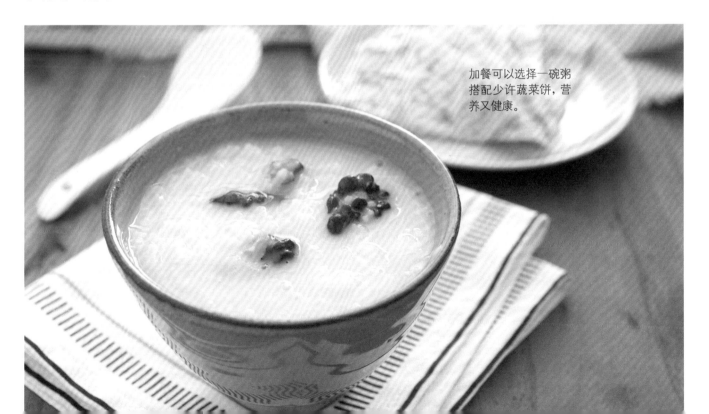

加餐可以选择一碗粥搭配少许蔬菜饼，营养又健康。

保质保量补充蛋白质

此时，胎宝宝处于生长发育最旺盛的时期，需要的蛋白质相对较多。长期缺乏蛋白质的胎宝宝会出现生长发育迟缓、出生体重过轻的情况，甚至还会影响智力发育。但孕妈妈也不可盲目补充，要注意均衡补充蛋白质，最好做到植物蛋白质和动物蛋白质都适量补充。

维生素 B_1 让胎宝宝更强壮

孕晚期需要补充足量的水溶性维生素，尤其是维生素 B_1。维生素 B_1 是人体内物质与能量代谢的关键物质，具有调节神经系统生理活动的作用，可以改善食欲和维持胃肠道的正常蠕动以及促进消化，让胎宝宝更强壮。孕妈妈缺乏维生素 B_1，会出现食欲不佳、呕吐、呼吸急促、面色苍白、心率过快等症状，严重时会影响孕妈妈分娩时子宫的收缩导致难产，并导致胎宝宝出生体重低、患先天性脚气病等。

维生素 B_1 推荐摄入量每天为 1.5 毫克，平时孕妈妈要坚持吃主食，可千万不能因为孕晚期体重增长过快，就选择不吃主食来控制体重。在选择面粉时尽量选择标准粉，并且定期额外增加一些糙米就可以补充所需的维生素 B_1 了。

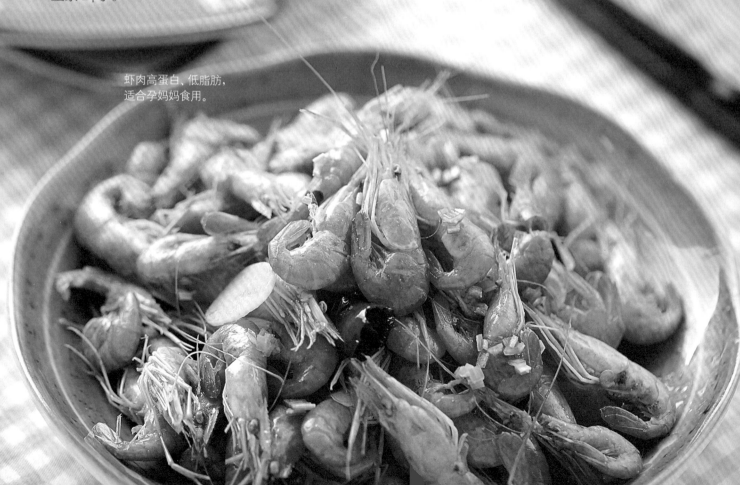

虾肉高蛋白、低脂肪，适合孕妈妈食用。

含铜食物可防止胎膜早破

铜在胶原纤维的胶原和弹性蛋白的成熟过程中起重要作用，而胶原和弹性蛋白又为胎膜提供了特别的弹性与可塑性。如果孕妈妈体内铜元素水平低就极易导致胎膜变薄，弹性和韧性降低，从而发生胎膜早破，容易导致早产发生，甚至危害胎宝宝的生命健康。从孕晚期到宝宝出生，孕妈妈对铜的需求量约增加 4 倍，因此孕妈妈平常要注意补充含铜的食物。含铜量高的食物有动物肝脏、豆类、海产类、贝壳类、蔬菜、水果等。

锌——顺利分娩的有力保证

锌是促进顺产的重要营养素，它可以促进子宫收缩，使子宫产生强大的收缩力，增强孕妈妈的产力，帮助孕妈妈将胎宝宝娩出子宫，有效缩短产程，避免出现难产的情况。孕妈妈最好在本月就开始适当摄入含锌食物。

孕晚期，孕妈妈最好从日常的海产品、鱼类、肉类等食物中摄取锌，尽量避免食用补充剂。但是孕妈妈要注意补锌不宜过量，否则容易出现抑制铁吸收和利用的情况，导致孕妈妈贫血，也会影响胎宝宝的正常发育，孕妈妈补锌不在于大量补充，而在于每日坚持补充。

每周吃次鱼预防早产

鱼被称为"最佳防早产食物"。研究发现，孕妈妈吃鱼越多怀孕足月的可能性越大，宝宝出生后也会较一般宝宝更健康、更精神。孕期孕妈妈每周吃 1 次鱼，早产的可能性为 1.9%，而从不吃鱼的孕妈妈早产的可能性为 7.1%。

不宜在孕晚期大量饮水

整个孕期饮水都要适量。到了孕晚期，孕妈妈会经常口渴，这是很正常的孕晚期现象，但要适度饮水，以口不渴为宜，不能大量喝水，否则会影响进食，增加肾脏的负担，引起水肿，还会对即将分娩的胎宝宝不利。此时，应该科学适量地摄入水分，每天保证摄入 1000~1200 毫升即可。

预防感冒宜喝的汤饮

这个时候，孕妈妈要积极预防感冒，避免接触患感冒的家人及其使用的碗碟。只要家中有人感冒，孕妈妈就要戴口罩。

以下几种汤饮趁热服用，可以有效预防感冒。已经感冒的孕妈妈，喝完汤之后盖上被子，微微出点汗，睡上一觉，也有助于降低体温，缓解头痛、身痛。

橘皮姜片茶：橘皮、生姜片各 10 克，加水煎 15 分钟，饮时加红糖调味。

姜蒜茶：大蒜、生姜各 15 克，切片加水一碗，煎至半碗，饮时加红糖调味。

姜糖饮：生姜片 15 克，3 厘米长的葱白 3 段，加水煮沸后加红糖调味。

菜根汤：白菜根 3 个，洗净切片，加大葱根 7 个，煎汤加红糖调味，趁热服用。

杭菊茶：杭白菊 10 克，冰糖适量，加适量开水浸泡，代茶饮。

孕9月孕妈妈、胎宝宝重点营养素补充

孕9月科学饮食的目的之一，是为了使胎宝宝保持一个正常的体长、体重，从而有益于顺利分娩及胎宝宝出生后的发育，因此，孕9月需重点补充维生素K、维生素B_1等营养素。

专家建议

到了孕晚期，孕妈妈会频繁感觉口渴，这是因为孕妈妈的胃部容纳空间变小，所以一次摄入水分不足，要通过多次饮水来补水，孕妈妈只要每次适度饮水即可，每天保证1000~1200毫升。

维生素 K

维生素K具有防止出血的作用，如果孕妈妈补充维生素K不足，容易出现产后大出血。

西兰花
莴苣

膳食纤维

离分娩越来越近了，孕妈妈更容易发生便秘，摄取足量的膳食纤维，可促进体内毒素排出，保证孕妈妈的身体健康。

芹菜
胡萝卜

维生素 B_1

维生素B_1补充不足，易引起呕吐、倦怠、无力等情况，还可能降低生产时子宫的收缩力，增加分娩困难。

坚果
谷物

胎宝宝壮，孕妈妈瘦

孕晚期，胎宝宝体重快速增加，不少孕妈妈也发现自己的体重在不断地飙升，孕妈妈切记不可通过节食来控制体重，因为孕晚期，胎宝宝不仅体重在快速增加，同时也在大量吸取营养素，孕妈妈一味节食，对快速发育的胎宝宝无益。

维生素 B_2

孕9月，孕妈妈除了要补充铁，还要适量补充维生素B_2，它有助于铁的吸收，可预防缺铁性贫血，避免影响胎宝宝正常发育。

核桃
鸭肉

铜

孕妈妈摄入足量的铜有助于保持胎膜的弹性与可塑性，如果铜元素水平低，则易导致发生胎膜早破的情况。

葡萄干
贝类

锌

锌可以在分娩时促进子宫收缩，使子宫产生强大的收缩力，有助于将胎宝宝推出子宫，辅助缩短产程。

牡蛎
芝麻

孕 9 月不长胖、促顺产的明星食材

海带

海带能够促进孕妈妈顺利分娩。适量食用海带可补碘，能促进新陈代谢，进而达到控制体重的目的。

拌海带丝

牡蛎

牡蛎中锌含量较高，能够帮助孕妈妈在生产时更有劲儿，让分娩更顺利。

牡蛎海鲜粥

菜花

菜花有缓解水肿、改善便秘、增强抵抗力的作用，能帮助孕妈妈为即将到来的分娩做好身体准备。

炒菜拌食

胎宝宝壮，孕妈妈瘦

孕 9 月胎宝宝迅速增长，大脑发育加速，孕妈妈的新陈代谢也达到了高峰，因此本月食材选择的重点应遵循低热量、高营养、促顺产的标准。

莴苣

莴苣能够促进胃肠蠕动，刺激消化吸收，使孕妈妈充分吸收营养，为足月后的顺产补充足量的营养和能量。

炒食熬粥

西葫芦

西葫芦有助于清热利尿，适合有轻微水肿的孕妈妈食用，而且西葫芦的脂肪含量较低，孕妈妈清炒食用不容易增重。

京酱西葫芦

鸡翅

鸡翅是增强体力的不错食材，而且鸡翅中油脂含量较猪肉、羊肉等红肉少一些，孕妈妈可以适当吃一些，而不用担心增重太多。

红烧鸡翅

控制体重别忘了为顺产补充能量

面对过快增长的体重，有些孕妈妈想要少吃或不吃肉食，以达到控制体重的目的，但是孕妈妈要注意为生产储备体能，因此肉要吃，但要少吃。

专家建议

酸奶是补充营养、控制体重的不错加餐，但孕妈妈要注意不要喝过凉的酸奶，也不应加热，若从冰箱中取出，室温放置 30 分钟左右再喝即可。

适度运动助顺产

在孕 9 月，孕妈妈的身体已经非常笨重了，所以孕妈妈在日常生活中要格外小心，避免腹部受到外力压迫。在运动时，尽量避免以前从未做过的大幅度动作或剧烈运动。可适当做些缓解孕晚期肌肉酸痛的运动。

益处

强健骨盆区域和下背部的肌肉，柔软腹股沟，改善骨盆和腹部的血液循环。

瑜伽坐角式动作

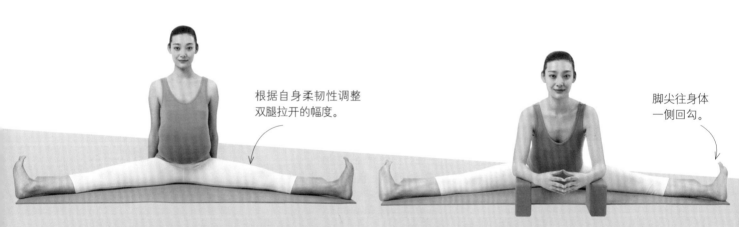

根据自身柔韧性调整双腿拉开的幅度。

脚尖往身体一侧回勾。

1 坐在垫子上，双腿向两侧打开，从大腿内侧拉伸向脚跟，双腿有力地下压地面，脚尖向身体方向回勾，脚跟也尽力下压，不离开地面，双手放于身后，手指尖点地，保持轻柔的呼吸 5~8 组。

2 如果感觉此坐姿相对轻松，可以在呼气时带动身体向前，双手撑于地面上或是用瑜伽砖来支撑；在此体式下保持呼吸 5~8 组或者更长时间。在吸气时，用双手推地面向上坐起，同侧手放于膝盖下方将双腿收回。

巴拉瓦伽扭转

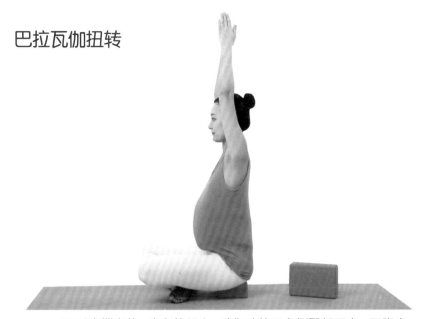

1　双手支撑身体，坐在垫子上，瑜伽砖放于右侧臀部下方，双脚盘起，坐在瑜伽砖上，右脚在左腿下方，脚心向上，左脚交叉放于右腿下方，保持双脚向下推地的力量，身体向上立高，同时沉左侧坐骨向下，准备一个支撑物在身体后侧；吸气，手臂向上伸展。

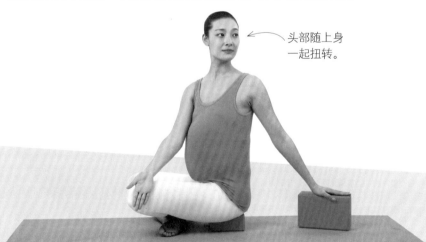

头部随上身
一起扭转。

2　呼气，身体向左侧扭转，双手分别放于左腿大腿外侧和身体后侧的瑜伽砖上。再次吸气，使脊椎上提，呼气，带动身体向后扭转，两肩放松，胸廓上提，颈部尽可能地扭转向后。保持 5~8 组呼吸后随吸气收回。换另外一侧。

锻炼部位　此动作锻炼背部肌肉，缓解因为孕妈妈的大肚子导致的背痛情况，让孕妈妈呼吸更顺畅。

运动频率　每周练习3~5天，每天练习1~3次即可。

辅助工具　此动作也可以坐在椅子上完成，回转时手臂可以转至椅子中线部位。

准爸爸这样做　准爸爸参与到此运动中来，引导孕妈妈掌握节奏，挺直背脊。

注意事项　如果孕妈妈在运动的过程中觉得呼吸较为不畅，应先停止动作，做几次深呼吸再进行。

第 37 周
现在的胎宝宝已经足月，如果胎位不正，一定要在医生指导下采用体外胎位倒转术矫正，不可自行运动纠正。胎宝宝的免疫系统继续发育，出生后的初乳和母乳喂养可以继续给他提供免疫力。

第 38 周
胎宝宝看起来像个新生儿了，各个器官进一步发育成熟。一种黑色物质聚集在胎宝宝的肠道内，出生后将在宝宝第一次大便中排出，这就是胎便。

第 39 周
胎宝宝身上的大部分胎毛也逐渐褪去，只有两肩及上下肢部位，仍被覆盖着少量胎毛。他皮肤表面的大部分胎脂已经褪去，可能只在皮肤褶皱处还存有少量胎脂。

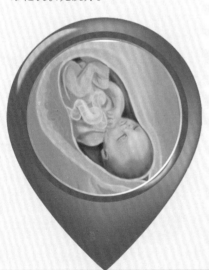 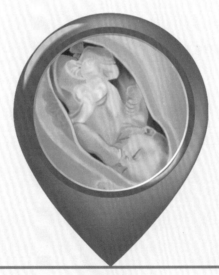 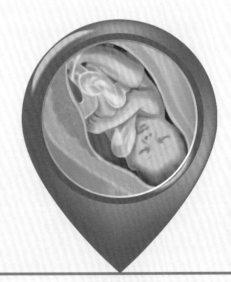

第 37 周 第 38 周 第 39 周

第 40 周
由于受母体孕激素的影响，不管男
宝宝还是女宝宝都会有乳腺和生殖
器官的发育。出生以后，这些发育
就会消失。胎宝宝已具备了多种反
射能力，可以完全适应子宫外的生
活了。

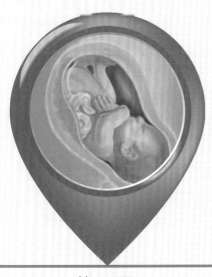

第 40 周

孕 10 月

孕 10 月终于来了，孕妈妈准备好与
宝宝见面了吗？本月胎宝宝随时都有可
能来到这个世界哦。从进入本月开始，孕
妈妈到了怀孕的最后阶段，每过 1 小时，
胎宝宝就为出生做了更充足的准备，孕妈
妈不要心急，静静等待与宝宝见面的时
刻吧。

孕 10 月体重管理

孕妈妈马上就要跟宝宝见面了，此时孕妈妈需要站好最后一班岗，为了胎宝宝的健康和顺利分娩，孕妈妈还是需要关注自身体重的变化，坚持用合理的饮食来保证营养，让体重不超重。

孕 10 月，仍要控制体重

本月孕妈妈既要保证胎宝宝的营养，又要为分娩储存体力，很容易导致营养过剩，使孕妈妈迅速长胖，还会导致胎宝宝过大，增加分娩难度。因此，为了能够顺利分娩，孕妈妈还是要注意控制体重，平时的饮食注意营养要均衡，到了临近预产期的前几天，可以稍微放松体重控制，再食用能为分娩储备足够体力的高蛋白质食物，但也不宜食用过多，保持体重控制在每周增加 0.4 千克为宜，每周增长依然不要超过 0.5 千克。

低脂肪、高蛋白质食物补体力又不长胖

这是孕期的最后一个月，孕妈妈的体重会达到最高点，这个月初期孕妈妈还是需要控制体重的。在逐渐临近预产期时，孕妈妈可以适当放松对体重的控制，但是不能暴饮暴食，应当以增加体力为主，可以吃低脂肪、高蛋白质的食物，如鸡肉、鸭肉、鱼等食材。

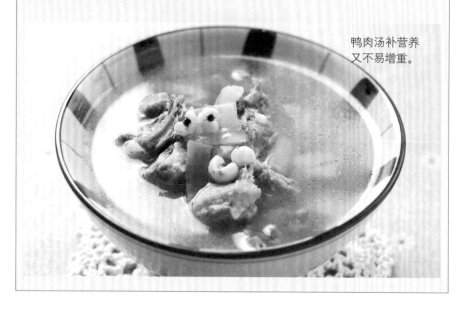

鸭肉汤补营养又不易增重。

为分娩储备能量不等于可以暴饮暴食

分娩时需要消耗很多能量，有些孕妈妈想要为分娩做好体能准备，于是就暴饮暴食，摄入过量营养。其实不加节制地摄取高营养、高热量的食物，会加重肠胃的负担，造成腹胀，还会使胎宝宝过大，容易在分娩时造成难产或导致产伤。孕妈妈产前可以吃一些少而精的食物，如鸡蛋、牛奶、瘦肉、鱼、虾和豆制品等，防止胃肠道充盈过度或胀气，以便顺利分娩。

分娩当天吃些巧克力

分娩当天的饮食应以能快速补充体力的食物为优，如吃些巧克力。巧克力可以缓解孕妈妈的紧张，保持积极情绪，同时可以为孕妈妈提供足够的热量。整个分娩过程一般要经历 12~18 小时，需要消耗很大的能量，而巧克力被誉为"助产大力士"，因此在分娩开始和进行中，应准备一些优质巧克力，随时补充能量。

别用大量吃膳食纤维控制体重

膳食纤维能够促进肠道蠕动，清除体内废物，防止脂肪堆积，对孕妈妈控制体重有帮助。但是到了即将分娩的孕 10 月，孕妈妈最好不要大量进食膳食纤维来控制体重，这是因为这一时期胎宝宝已经长得很大了，肠胃因被挤压已经感觉不适，如果孕妈妈再大量食用富含膳食纤维的食物，强迫肠道蠕动，很有可能引起腹胀、产气过多，甚至发生腹痛和梗阻。

孕 10 月摄入膳食纤维应适量，并且可以用富含膳食纤维的食物搭配富含碳水化合物的主食一起食用，如粗粮粥、糙米饭等，烹饪时注意做到食物软烂、易消化。

散步是产前控制体重正常增长的好方法

整个孕期都不要停止运动锻炼，锻炼对维持体重合理增长、增强体质、加强顺产产力都是很有好处的。本月即将分娩，在运动控制体重方面上孕妈妈不要选择运动强度大的运动，坚持轻缓的散步是最好的，既保证了孕妈妈和胎宝宝的安全，又能达到增强产力、控制体重的目的。本月每次散步时间不宜过长，最好控制在 20 分钟左右，如果感觉不适或者胎动频繁就要停止运动了。

助顺产又能控制体重的运动

1. 散步：散步可以锻炼骨盆肌肉，使其更有弹性，能够增强产力，而且饭后散步能消耗掉多余热量，有助于控制体重。

2. 深蹲：深蹲可以锻炼到腿部肌肉，能增强子宫将胎宝宝推出的力量，宫缩时做深蹲还有助于减轻疼痛。深蹲在控制体重上也有不错的效果，可以防止脂肪在腿部堆积。但深蹲的速度要慢，力度要轻柔，如有不适立即停止运动。

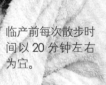

临产前每次散步时间以 20 分钟左右为宜。

孕 10 月顺产关键词

坚持运动　为分娩储备体力　不要暴饮暴食　**坚持体重控制**　加强产力　分娩当天再补热量　吃低脂肪、高蛋白质食物

重视产检，提升顺产概率

进入孕10月，产前检查时间为每周1次，产检项目除了体重、血压、验尿、验血、测量宫高和腹围等常规检查外，还需要进行分娩前的一系列检查，如手摸宫缩、胎位检查等，孕妈妈不要错过每一次的产检时间，为顺产坚持到底！

孕10月产检项目

产检项目	检查内容和目的	标准值
测量宫高、腹围	• 本月，测量宫高和腹围可判断胎宝宝是否成熟	• 宫高正常：32（30~34）厘米 • 腹围正常：94（89~100）厘米
手摸宫缩	• 宫缩的频度和强度是指导医生进行相应处理的依据	• 通常临产时，宫缩至少为五六分钟1次，每次持续不少于30秒。一般手摸宫缩的时间为20分钟
羊膜镜检查	• 判断胎宝宝安危的检查，主要用于高危妊娠以及出现胎儿窘迫征象或胎盘功能减退的检测	• 正常：羊水清亮，无色透明，可透见胎先露及胎发在羊水中呈束状微动并可见白色光亮的胎脂片
超声波检查	• 本次B超将为确定生产方式提供可靠的依据	——
听胎心音	• 推测出宫内胎宝宝有无缺氧	• 正常范围：每分钟120~160次
胎位检查	• 确定孕妈妈自然分娩还是手术助产	——

检查胎位看什么

临近分娩时，会再做一次B超检查，这次主要用于估算胎宝宝的大小、身长，观察胎位以及胎宝宝有没有脐带绕颈的情况。若胎位不正、脐带绕颈较紧或胎宝宝是巨大儿，医生都会建议孕妈妈采取剖宫产的分娩方式。

胎位常见类型

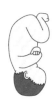 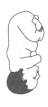 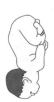 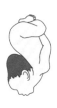 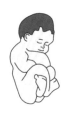 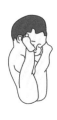 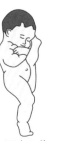 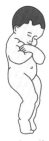

| 枕前位 | 前囟位 | 额位 | 颜面位 | 完全臀位 | 单臀位 | 不全足位 | 全足位 |

孕 10 月顺产饮食方案

最后 1 个月,由于胎宝宝生长更快,胎宝宝体内需要贮存的营养素也会增多,孕妈妈需要的营养也达到最高峰。为此,孕妈妈的膳食应多样化,尽力扩大营养素的来源,保证营养素和热量的供给。

继续坚持少食多餐

进入怀孕的最后 1 个月了,孕妈妈还是要坚持少食多餐的饮食原则。因为此时胃肠很容易受到压迫,从而引起便秘或腹泻,导致营养吸收不良或者营养流失,所以,孕妈妈一定要增加进餐的次数,每次少吃一些,而且应吃一些口味清淡、容易消化的食物。另外,要特别注意进食有补益作用的菜肴,这样才能为临产储存充足的能量。

吃些可稳定情绪的食物

此时孕妈妈的心情一定很复杂,既有即将与宝宝见面的喜悦,也有面对分娩的紧张不安。对孕妈妈来说,此阶段最重要的是生活要有规律、保持情绪稳定,孕妈妈可以通过多摄取一些能够帮助自己缓解恐惧感和紧张情绪的食物。如富含叶酸、维生素 B_2、维生素 K 的圆白菜、胡萝卜等,均可稳定情绪。

补充蛋白质和碳水化合物,为身体储存能量

这个月孕妈妈的饮食仍要照顾到胎宝宝迅速生长的需要,也要为分娩储备能量,所以宜保证足够的营养,所幸由于胎头已入盆,孕妈妈胃部不适感减轻,食欲也增加了,可适当多吃蛋白质、碳水化合物含量丰富的食物。

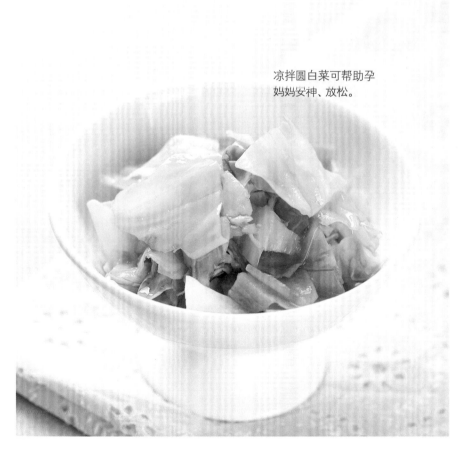

凉拌圆白菜可帮助孕妈妈安神、放松。

孕10月孕妈妈、胎宝宝重点营养素补充

本月，孕妈妈的食欲更强了，胎宝宝也在为出生做着最后的营养储备工作，各种营养素孕妈妈都要摄入。不过为了分娩更加顺利，孕妈妈还应注意铁、蛋白质的足量补充。

专家建议

分娩是体力活，因此饮食中碳水化合物的食物少不了。碳水化合物能提供最直接的热量。建议孕妈妈此时每天的摄入量为500克左右，三餐中都要吃米饭、面条等主食，加餐可选择粥品，这样就能满足身体所需。

铁

本月要考虑到孕妈妈在生产过程中会失血，因此孕妈妈应适当补充富含铁的食物，以免发生缺铁性贫血。

紫菜
鸭血

维生素 B$_{12}$

孕晚期直至出生前，胎宝宝的神经发育都需要维生素B$_{12}$，而且维生素B$_{12}$可促进蛋白质合成，为孕妈妈储备体力。

牛奶
猪心

碳水化合物

碳水化合物能直接为孕妈妈提供能量，不影响蛋白质的储备，摄入充足的碳水化合物，能帮助孕妈妈顺利度过分娩。

谷物
胡萝卜

胎宝宝壮，孕妈妈瘦

孕10月，胎宝宝快速发育的同时，营养摄取也渐渐进入了尾声，孕妈妈要坚持均衡的饮食习惯一直到胎宝宝出生，这样做才能保证胎宝宝摄入均衡的营养，从而健康发育，而且孕妈妈也不会因为暴饮暴食而长胖。

不饱和脂肪酸

不饱和脂肪酸有利于胎宝宝眼睛、大脑、血液和神经系统的发育。

鳕鱼
花生

磷

孕妈妈如果缺磷会出现软弱无力的情况，不利于顺利分娩，因此孕妈妈应当适量补充，增强产力。

小麦
糯米

蛋白质

临近分娩，孕妈妈吃一些富含蛋白质的食物是有助于增强体力的，可以帮助孕妈妈顺利度过分娩，减轻痛苦。

松子仁
牛肉

孕 10 月不长胖、促顺产的明星食材

猪血

猪血富含铁，可预防缺铁性贫血，且蛋白质含量高，脂肪含量低，是孕妈妈储备体力又不长肉的食材。

猪血汤

鱿鱼

鱿鱼中蛋白质和碳水化合物含量较多，可以为孕妈妈储备能量，是孕妈妈为顺产积聚产力的美味食材。

炒食
烤食

蚕豆

适当食用蚕豆可以补中益气，增强体力，蚕豆是有利十母子健康、促进顺利分娩的食材。

煮食
炒食

胎宝宝壮，孕妈妈瘦

孕 10 月胎宝宝迅速增长，为分娩做最后冲刺，孕妈妈的新陈代谢也达到了高峰，因此本月食材选择的重点应以高营养、清淡易消化为主，还应吃些促分娩、增强体力的食物。

糯米

糯米营养丰富，对气短无力有一定的食疗作用，与大米搭配食用，是孕妈妈补充体力、增强产力的优选食材。

糯米
烧卖

苋菜

苋菜铁含量较高，有辅助补血的功效，另外，苋菜能够促进排毒、预防便秘，适合孕妈妈在产前调整体质食用。

苋菜粥

三文鱼

三文鱼富含不饱和脂肪酸和蛋白质，孕妈妈食用既能储存体力，也不容易长胖。

炒食
清蒸

少吃高油、高糖食物，利于产后恢复

临近分娩，对于体重控制也可以稍稍放松一些，但是依然不能吃高油、高糖类食品，这类食品不仅会加重孕妈妈的代谢负担、不利于顺产，还会直接导致孕妈妈长胖，不利于产后恢复。

专家建议

产前孕妈妈的饮食要保证温热和清淡，以减少肠胃不适。此外，清淡饮食还能让孕妈妈更有胃口，对分娩很有好处。

适度运动助顺产

从本月起，孕妈妈要随时随地做好待产的准备。本月的运动也宜以帮助分娩为主，可做一些骨盆底肌、下腹部的锻炼，动作宜缓，而且运动时，准爸爸或家人最好在孕妈妈身旁保护。

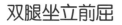

益处

此动作可拉伸脊柱、腿部韧带、按摩内脏，有助于肠胃蠕动，改善呼吸系统。

双腿坐立前屈

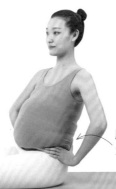

腰腹部用力，双手大拇指抵住后腰部。

1 坐在垫子上，并拢双腿，并向前伸直。向下压双膝，将脚尖向上翘，拉伸脚跟。伸展背部并放松肩部。将双手放在髋关节上，身体前后慢慢摇动。

2 吸气，并伸直手臂，举过头顶，双掌合十。保持脊柱不要弯曲。

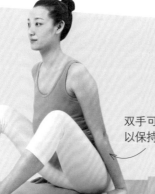

双手可撑住地面，以保持平衡。

3 双膝稍微弯曲以放松脚部，上身前屈慢慢靠近两膝，以不压腹部为准。如果感觉吃力或腹部过于隆起，可以双手撑地保持平衡。呼气，恢复脊柱垂直。

4 挺直腰背，将腿脚向后收回，呈盘腿状，调整呼吸至均匀状态。感觉疲累时，也可以侧躺一会儿。

抱球婴儿式

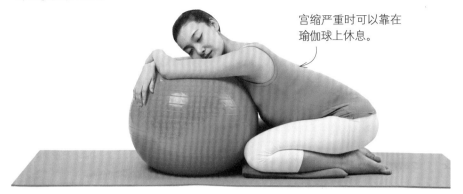

宫缩严重时可以靠在瑜伽球上休息。

1 跪坐在垫子上，臀部向下放松坐在脚跟上，双手环抱于球上，将脸侧向一边，颈部、肩膀、背部、臀部及双腿都放松，随呼吸左右摇摆身体。

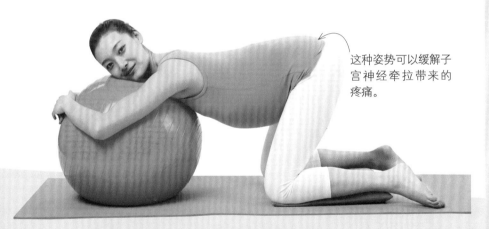

这种姿势可以缓解子宫神经牵拉带来的疼痛。

2 跪坐时间长会感觉脚踝有压力，可选择跪立，大腿与地面垂直，将球放于胸腔的下方，腰部不要过度地塌陷向下，腹部放松，双手环抱球，将脸侧向一边。

—— 要顺产更要安全 ——

锻炼部位 趴球的姿势可以放松腹部与骨盆的肌肉，有效缓解阵痛，让孕妈妈顺利度过分娩难关。

运动频率 在孕妈妈感到阵痛时即可做。

辅助工具 孕妈妈最好选择柔软的瑜伽球，能够感到舒适、放松是最好的。

准爸爸这样做 准爸爸给孕妈妈鼓励，可以很好地安抚孕妈妈的情绪，从而让分娩变得轻松一些。

注意事项 孕妈妈感到宫缩有规律，且间隔时间在5分钟左右就要赶紧去医院了。

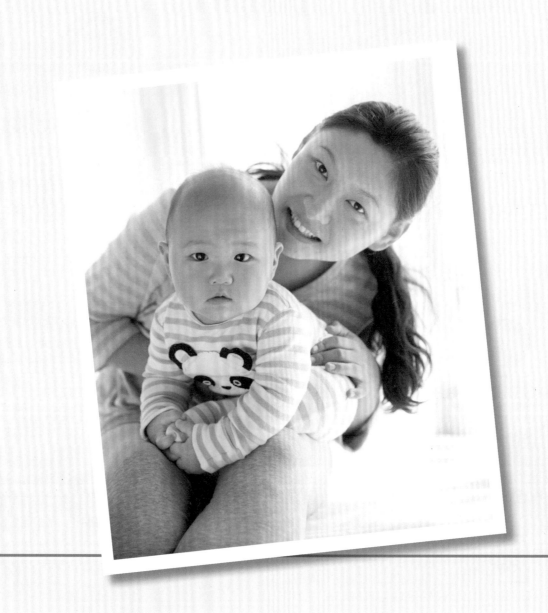

分娩开始，
做个真正顺产妈妈

经历了 10 个月的孕育时光，宝宝即将降临人世。一想到马上就要跟宝宝见面了，孕妈妈肯定特别高兴，但却也有一丝丝的紧张、不安，请放下一切心理负担，坦然面对，你会成为最伟大、最勇敢的妈妈。

提前知道这些，心里更有谱

分娩对于大多数孕妈妈来说都是陌生的，当孕妈妈必须要面对陌生的产房、生产方式，难免会觉得紧张。早做准备，心里才会有底气，才会更镇定。为了不打无准备之仗，孕妈妈最好提前了解一些事情。

什么时候去医院最合适

太早或太晚到医院待产都不好，太早到医院待产，孕妈妈得不到很好的休息，容易造成产前身心疲惫，太晚去医院总会有些手忙脚乱。因此，要选好去医院待产的时机。

孕妈妈在分娩前 24~48 小时会经阴道排出少量带血黏液，即为"见红"，见红后不久会出现宫缩。当孕妈妈感觉到规律的宫缩，并确定阵痛开始时，就可以准备去医院了。如果发现阴道有透明或白色的水流出，这说明你已经"破水"了，这时，不管是否到了预产期，是否有宫缩，都应及时去医院。

带你看产房

孕妈妈对产房环境有所了解，将会有效缓解紧张，对顺利分娩大有益处。有些医院在产前会组织孕妈妈参观产房，参观时一定要注意了解各种器械。

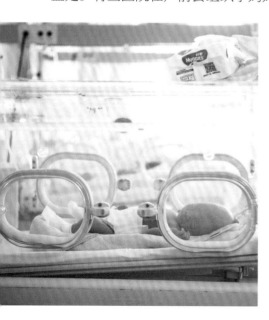

产床：产床是固定在产房内的，有专门利于产妇分娩的支架，有些部位可以抬高和降低，床尾可去掉。

胎儿监测仪：可以时刻记录下产妇的宫缩和胎宝宝的心跳，可不断输出结果。

保温箱：因新生儿的热量容易散失，为防止体温降低的情况发生，有时需将其放入保温箱内。

氧气设备：在待产室和产房都有吸氧的设备，宫缩时胎宝宝的血液和氧气供应都受到一定程度的影响，吸氧会使胎宝宝体内的氧气储备增加，增加其对宫缩的耐受能力。

吸引器：胎宝宝在母体内处于羊水包围的环境之中，口腔和肺内有一定量的羊水存在，新生儿受到产道的挤压，羊水被挤压出去，可减少肺部疾患的发生。少数新生儿口腔内仍有羊水甚至胎便，就需要用吸引导管吸引出口腔。

或许有些医院产房内情况可能会有所区别，但这些是大多数医院都有且必备的设备。

办理住院所需证件

1. 夫妻双方身份证。
2. 结婚证。
3. 准生证。
4. 医保卡的原件和复印件。
5. 孕妇健康手册。
6. 计划生育证明及复印件。

顺产要"备皮"

有些产妇对"备皮"这个词语一头雾水。备皮是指剃除手术相关部位的毛发，并进行体表清洁的术前准备工作。备皮的目的是在不损伤皮肤完整性的前提下减少皮肤细菌数量，降低手术后伤口感染的概率。

了解会阴侧切

会阴侧切术是在会阴部做一斜形切口，以防止孕妈妈在分娩中出现会阴撕裂，保护盆底肌肉。侧切是一种仅针对顺产妈妈的手术，大概需要20分钟。因会阴侧切术前要进行局部麻醉和会阴部神经阻滞麻醉，而且切开时是在宫缩时进行，所以大多数产妇不会感觉很痛。但当胎宝宝娩出后，强烈的宫缩得以缓解，会阴伤口缝合时，产妇会感到疼痛，不过术后新妈妈大多不用止痛药也能忍受会阴切口处的疼痛。

预先学习顺产省力方法

要将力气集中在产道或阴道。背部紧紧贴在床上，收下颌，看着自己的肚脐，身体不要向前屈，否则会使不上劲。尽量分开双膝。脚掌稳稳地踩在脚踏板上，脚后跟用力。紧紧抓住产床的把手，像摇船桨一样，朝自己这边提。不要因为有排便感而觉得不好意思，只有尽可能地配合医生的要求，大胆用力才能顺利完成分娩。

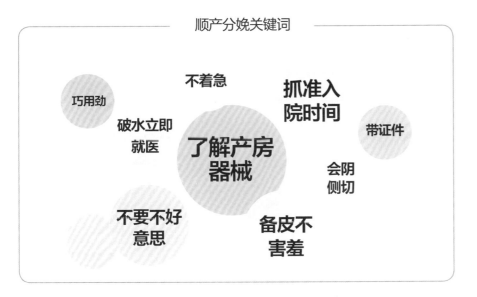

顺产分娩关键词

巧用劲　不着急　抓准入院时间　破水立即就医　了解产房器械　带证件　会阴侧切　不要不好意思　备皮不害羞

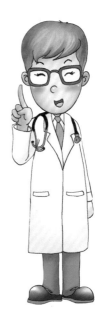

生产时配合医生的要求，省时又省力。

需要会阴侧切的情况

1.孕妈妈会阴弹性差、阴道口狭小或会阴部有炎症、水肿等情况。

2.胎宝宝较大，胎头位置不正。

3.子宫口已经开全，胎头较低，但是胎宝宝有明显的缺氧现象。

4.胎宝宝心率有异常变化、心跳节律不匀、羊水浑浊或混有胎便。

了解产程，安心备战分娩

分娩其实没有想象中那么可怕，产前了解一下分娩的全过程，可以帮助孕妈妈打消心里的顾虑，缓解紧张不安的情绪，有益于顺利分娩。

顺产第 1 产程——开口期

第 1 产程是指从临产到子宫颈口开全（10 厘米）的过程，初产妇需要 12~14 个小时，经产妇需要 6~8 个小时，此时宫缩间隔从五六分钟开始，痛感持续 30 秒左右，起初较弱，后面逐渐增强，之后宫缩间隔时间会缩短到两三分钟，持续时间在 40 秒左右。临近分娩时，产道变软，子宫颈由紧闭变柔软以便胎宝宝通过。子宫口开始缓缓张开，羊水和黏液会起到润滑作用，帮助胎头进入产道。

阵痛开始标志着正式临产，宫口开至 3 厘米以前称潜伏期，是宫口扩张较为缓慢的阶段，初产妇在该阶段一般需要约 8 小时，是考验忍耐力的阶段。3 厘米之后进入活跃期，宫口以每次两三厘米的速度缓缓张开，最后将开到 10 厘米，能使宝宝头部通过为止。

妈妈的感觉：在宫口开全或接近开全时，会有想要排便的感觉，这是胎头压迫直肠的缘故。一般情况下胎头降到骨盆底时感觉才会比较强烈，会自主往下用力。但有时宫口尚未开全，胎头较低时也会有此感觉，此时不能过早用力，要听医生指挥，否则宫颈过早承力会引起水肿，不容易扩张。另外胎头位置不佳，如枕后位（胎宝宝的脑后部朝向孕妈妈的脊椎骨）时也会出现排便感，此时也不宜用力，需等待宫口扩张、胎头转位后再用力。

缓解疼痛：从阵痛开始到正式分娩需要经历若干个小时，孕妈妈不要一味地等着一波又一波阵痛的来临，可以在阵痛不是很强烈的时候，下床来回走动，并匀速呼吸，或者盘腿坐在床上，将足底相对，双手放在腹部或膝盖，匀速呼吸，以分散注意力，缓解阵痛。也可变换姿势，找到最舒服的姿势，阵痛时大口呼气，呼气式呼吸法是缓解阵痛的基本方法。

各产程花费时间

1. 第 1 产程：初产妇 12~14 个小时，经产妇 6~8 个小时，是考验孕妈妈耐力的时候。

2. 第 2 产程：初产妇一两个小时，经产妇短于 1 小时，阵痛强烈，孕妈妈要加油！

3. 第 3 产程：5~15 分钟，几乎没有痛感。

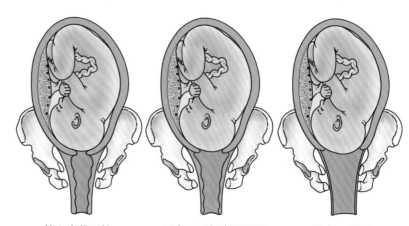

第 1 产程开始，子宫口始开。

子宫口以每次两三厘米的速度缓缓张开。

子宫口已开至 10 厘米。

顺产第 2 产程——分娩期

第 2 产程是指从宫颈口开全至胎宝宝娩出为止。初产妇这个过程要持续一两个小时，经产妇可在 1 小时内完成。此时阵痛强度增加，子宫口在张开过程中，尤其是接近开全时，会发生羊水破裂，会感觉有股温暖的液体从阴道流出。宫口开全后，宫缩间隔时间缩短到一两分钟，持续时间超过 40 秒。

正确用力：第 2 产程的阵痛来势凶猛，孕妈妈体力消耗极大，有些孕妈妈刚开始时不知道用力的时机，白白浪费了不少力气。此时，孕妈妈一定要听从医生的引导，掌握用力的诀窍，配合阵痛的节奏，在疼痛的高峰时候用力。不过孕妈妈一直用力也会疲劳，因此在阵痛间歇要适当休息。

宝宝的娩出情况：宝宝头部娩出后，会本能地将头转向一侧。再经过两三次宫缩，娩出肩部，继续用力，臀部和腿也将被娩出。宝宝出生后，医生会剪断脐带，不用担心，剪脐带并不疼。

顺产第 3 产程——胎盘娩出期

第 3 产程是指从宝宝出生到胎盘娩出的一段时间。在宝宝娩出后，宫缩会有短暂停歇，大约相隔 10 分钟，又会出现宫缩以排出胎盘，这个过程通常需要 5~15 分钟，不会超过 30 分钟，也不会感觉特别疼痛。

后阵痛：妈妈将宝宝娩出后，为了将胎盘娩出，子宫会继续收缩，引起像阵痛一样的疼痛，就是"后阵痛"。但对于产后新妈妈而言，后阵痛是完全可以承受的。

产后几天内还有后阵痛

产后几天内，新妈妈会感觉下腹有阵痛感，并不是持续产生，在哺乳时尤其明显，肚子上会鼓起个硬皮球，新妈妈不用担心，过一会儿就会消失了。

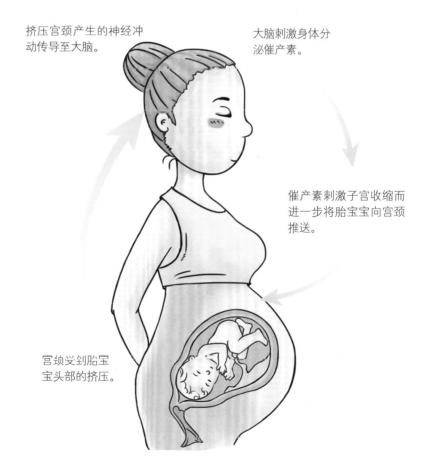

挤压宫颈产生的神经冲动传导至大脑。

大脑刺激身体分泌催产素。

催产素刺激子宫收缩而进一步将胎宝宝向宫颈推送。

宫颈受到胎宝宝头部的挤压。

别害怕，分娩真的没有那么疼

在顺产过程中，很多孕妈妈都知道疼痛是不可避免的，只是不知道到底会有多痛。有参考资料也只是过来人的描述，而电视剧、电影中的夸张描述，很容易引起孕妈妈的过分担心。分娩真的有那么可怕吗？这就告诉你。

虽然疼，但可以承受

很多孕妈妈对于分娩的恐惧，大多来自于一个声音——生孩子太疼了！尤其是自然分娩的。早在刚怀孕时，孕妈妈们互相分享到的经验就是分娩疼痛基本没法用语言来形容，但事实上新妈妈对于分娩时刻的记忆是"痛并快乐着"。来听一听过来人对分娩疼痛的描述，你会发现，顺产的疼痛并不是不能忍受的。

2.分娩痛总是来时缓慢，逐渐增强，直至痛到极点，最后又缓慢地退去。有人曾诗意地形容它就像是海浪向岸边涌来，最开始平缓不疾不徐，浪头逐渐增强，越来越大，直至成为冲击海岸的冲天浪涛，随后潮水慢慢退去。

3.疼痛都是可以忍受的。当传说中的规律阵痛来了，一边忍受着疼痛一边往医院赶，到医院后都感觉有点吃不消了，可是想想就快生了，感觉又能忍了，之后宝宝很顺利地生出来了。现在回想起来，疼痛过去之后，对自己有一种油然而生的自豪感。

1.宫口开全以前是越来越疼，比痛经还要疼，尤其是两三分钟一次的时候，坠疼明显，为了生产时能有力气，我没有喊叫，只能轻轻地哼，所以浑身发抖，好在我宫口开得比较快。到生的时候就是一种排便的感觉，因为胎头压迫，反而感觉不到疼。总体来说，这种疼还是能够承受的。

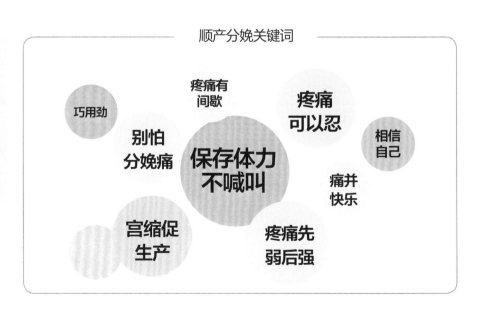

顺产分娩关键词

疼痛有间歇

巧用劲

疼痛可以忍

别怕分娩痛

保存体力不喊叫

相信自己

痛并快乐

宫缩促生产

疼痛先弱后强

分娩痛要多久

当孕妈妈在经历难熬的分娩痛时，她们心里会对"疼痛到底还有多久"有一个预期，这个预期可以在最艰难的时候作为心理支柱，帮她们坚持下去，最终实现顺产的愿望。对于还在孕期的孕妈妈来说，知道生产时疼痛的大概时间，会帮助她们树立信心，也会辅助加快产程。

为什么会有分娩痛

分娩痛来自于宫缩，每一次宫缩都会伴随着疼痛，孕妈妈会觉得像浪潮涌来一样，疼痛感会向下腹扩散，可能还会有腰酸或者排便感，而每一次宫缩都是为宝宝出生做准备，宫缩开始是不规律的，强度较弱，痛感也较弱，之后会逐渐变得规律，强度渐强，持续时间也会越来越长。

疼痛要多久

从下表可以看出，宫口开到 3 厘米时，宫缩总时为 20~40 分钟；从 3 厘米开到 7 厘米时，宫缩总时长约为 60 分钟；从 7 厘米开到 10 厘米时，宫缩总时为 40~60 分钟，如此算来，宫缩疼痛的总时长小于 3 小时。而且宫缩阵痛不是一直持续地痛，而是间歇性的，一会儿痛，一会儿又不痛了，孕妈妈是有休息时间的，不痛时孕妈妈可以喝点儿水或小睡一会儿。看到这里是不是让孕妈妈和即将临产的妈妈放下沉重的心埋负担了呢？

宫口	时间	宫缩间隔	宫缩时间	宫缩次数	宫缩总时
0~3 厘米	7~8 小时	5~10 分钟	30 秒	40~80 次	20~40 分钟
3~7 厘米	3~5 小时	3~5 分钟	30~60 秒	60 次	约 60 分钟
7~10 厘米	0.5~2 小时	2~3 分钟	45~60 秒	40 次	40~60 分钟
总计	10.5~15 小时	——	——	约 180 次	小于 3 小时

缓解阵痛小妙招

阵痛的时候，孕妈妈确实感到疼痛难忍，也可以通过以下几种方法进行缓解。

小方法缓解阵痛

泡脚：血液流通缓慢会加剧疼痛感，可以尝试用温水泡脚或者穿上保暖的鞋子，促进血液流通，减轻疼痛。

补充能量：忍受身体疼痛的时候会消耗一些体能，可以利用阵痛的间歇补充能量。

喝点儿水：在通过调整呼吸法抵御疼痛的同时，喉咙会感到干渴，让孕妈妈感到痛苦加倍，最好携带水杯，不痛时喝口水减缓身体的不适。

小动作缓解阵痛

从阵痛开始到正式分娩，大概还需经历若干小时，孕妈妈不要一味地坐等一波又一波阵痛的来临，可以尝试以下动作，让身体动起来，以分散注意力，缓解阵痛。

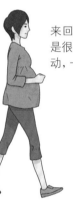

来回走动：在阵痛刚开始痛感还不是很剧烈的时候，孕妈妈可以下床走动，一边走一边匀速呼吸。

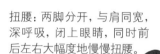

扭腰：两脚分开，与肩同宽，深呼吸，闭上眼睛，同时前后左右大幅度地慢慢扭腰。

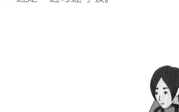

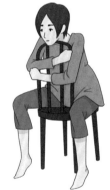

抱住椅背坐：像骑马一样坐在有靠背的椅子上，双腿分开，双手抱住椅背。

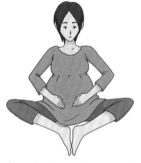

盘腿坐：盘腿坐，两脚相对，双手放在肚子或膝盖上轻按。

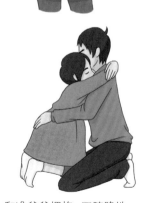

和准爸爸拥抱：双膝跪地，坐在自己脚上，双手抱住准爸爸，可放松心情。

试试拉梅兹分娩呼吸法

拉梅兹分娩呼吸法，也称为心理预防式的分娩准备法。这种分娩呼吸方法，可有效地让产妇在分娩时将注意力集中在对自己的呼吸控制上，从而转移疼痛，适度放松肌肉，促进顺产。

第 1 步——胸部呼吸：在宫颈口刚刚打开时，孕妈妈感到阵痛初次来袭时，先放松身体，用鼻子深深地吸一口气，尽量挺起胸部，好像把这口气暂时储存在胸部一样，然后用嘴吐出这口气。

第 2 步——"嘻嘻"式浅呼吸：当宫颈口开到 3~7 厘米时，阵痛几乎每三四分钟 1 次，而且疼痛的程度加深。这时候，用嘴吸一小口气，暂时储存在喉咙，然后轻轻用嘴呼出，就像欢快地笑着，发出"嘻嘻"的声音似的。

第 3 步——喘息呼吸：当宫颈口几乎完全打开时，阵痛每隔 1 分钟左右 1 次。这时候，孕妈妈先深深地呼气，然后深吸气，接着迅速连做 4~6 次浅呼气。

第 4 步——哈气：强烈的疼痛感几乎让孕妈妈难以忍受，不要喊叫。先深吸气，然后快速有力地连吐 4 口气，接着使劲吐出所有的气。

第 5 步——推气：胎宝宝正在努力向宫颈口移动时，孕妈妈要用力把肺部的气向腹部下压，呼气要迅速，接着继续吸满满一口气，努力将气向腹部下压，直到分娩结束。

孕妈妈应提前学会拉梅兹分娩呼吸法，以便分娩时熟练运用。

有一种分娩叫无痛分娩

分娩带来的疼痛是让很多孕妈妈对顺产望而却步的一大原因，其实有一种自然分娩方式叫作无痛分娩，它在很大程度上可减轻分娩疼痛，使孕妈妈轻松地度过分娩过程。

什么是无痛分娩

无痛分娩，确切的称呼应该为"分娩镇痛"，是指采用各种方法，使分娩时的疼痛感减轻，甚至使之消失的一种分娩方式。目前临床常使用的分娩镇痛方法有两种，一种是非药物性镇痛，如分娩时采用按摩疼痛部位或针灸等方式，来达到缓解分娩疼痛的目的，另一种是药物性镇痛，其中在硬膜外组织感觉神经处注射镇痛药物或麻醉药物来达到镇痛效果的硬膜外分娩镇痛方式是目前采用最广泛的无痛分娩方式。

无痛分娩的优缺点

优点

无痛分娩可使孕妈妈减轻疼痛感，从而减少对分娩的恐惧。也可减轻疲倦，让孕妈妈在时间最长的第 1 产程得到休息，当宫口开全想用力时，因积攒了体力而更有力量。

一般剂量的药物，对胎宝宝呼吸和长期的神经行为无较大的影响，还能减少胎宝宝缺氧的危险。

缺点

大剂量使用，可能造成麻醉药在胎宝宝体内聚积，导致新生儿出生后几天内暂时性活动迟缓。如果脊椎管内镇痛平面过高，会使孕妈妈血压降低，影响胎盘血流，有可能导致胎宝宝在子宫里缺血、缺氧。还可能会降低腹壁肌肉的收缩功能，可能会出现第 2 产程延长现象，有极少产妇会出现局部麻醉或脊髓麻醉的并发症。

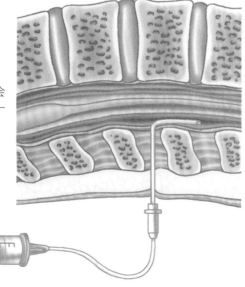

做麻醉时，孕妈妈会感觉轻微不适，忍一下就好。

哪些人不适合无痛分娩

1. 孕妈妈有阴道分娩禁忌症，如前置胎盘、胎盘早剥、胎儿宫内窘迫等。

2. 孕妈妈有麻醉禁忌症，如对麻醉药或镇痛药过敏，或者耐受力极强。

3. 孕妈妈有凝血功能异常状况。

4. 若孕妈妈有药物过敏、妊娠并发心脏病、腰部有外伤史等情况，应向医生咨询，由医生来决定是否可以进行无痛分娩。

无痛分娩真的一点都不痛吗

疼痛是一种主观感受，不同的人对疼痛的耐受力也不同，而孕妈妈不同的体质对麻醉药物的敏感度不同，也是造成无痛分娩时疼痛感受有差异的原因之一。无痛分娩的最佳状态应该是在孕妈妈无痛的情况下，保留轻微的子宫收缩感。目前大多数人都能达到最佳状态，但也有极少部分的孕妈妈对无痛分娩不太"敏感"，会出现无痛分娩失败的情况。因此，孕妈妈应谨慎选择无痛分娩方式。

打了麻醉药物，怎么用力

无痛分娩时麻痹了孕妈妈的疼痛感觉神经，但运动神经和其他神经并没有被麻痹，而且仅凭胎宝宝一个人的力量很难完成分娩。所以孕妈妈在感觉到轻微宫缩的基础上，根据医生的指令和宫缩情况用力。如果没有用力的感觉，可以听从医生的指导向下使劲。

无痛分娩对孕妈妈和胎宝宝的影响

规范的无痛分娩操作和准确的麻醉药物剂量，是不会对孕妈妈和胎宝宝的身体健康产生不良影响的。不过，采用硬膜外分娩镇痛时，极少数的孕妈妈可能会出现低血压、头痛、恶心、呕吐等并发症，但并不会威胁生命。

> ### 笑气镇痛
>
> 笑气镇痛是让产妇吸入笑气和氧气的混合气体。这种方法易于掌握，且对呼吸、血液循环无明显抑制作用，对子宫、胎宝宝也无明显影响，可使产妇保持清醒状态、缩短产程。但是可能会出现镇痛不全的情况。

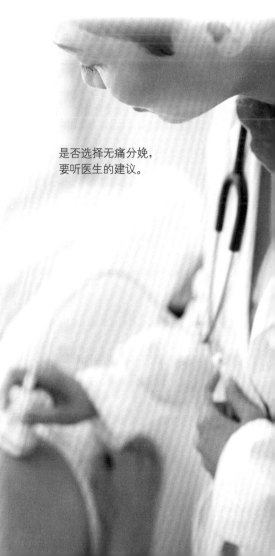

是否选择无痛分娩，
要听医生的建议。

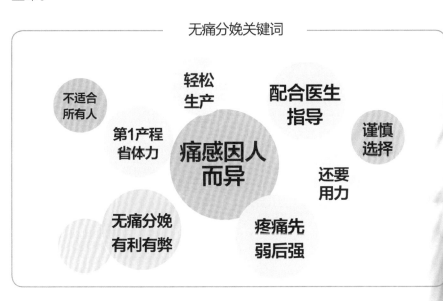

无痛分娩关键词

不适合所有人

轻松生产

配合医生指导

谨慎选择

第1产程省体力

痛感因人而异

还要用力

无痛分娩有利有弊

疼痛先弱后强

在医院待产，你有很多事情需要做

在医院待产时，孕妈妈不要一味地躺在床上，要走一走、爬爬楼梯，或者做一做促顺产的运动，也可以练习一下拉梅兹分娩呼吸法，为顺利生产做准备。

宫缩迟迟不来，可以爬爬楼梯

如果只是肚子痛，宫缩没来，或者还没有发生规律性的宫缩，孕妈妈可以在身体允许的情况下，短时间、缓慢地爬楼梯。爬楼梯时最好有家人陪同，动作不宜过快、过急。如果羊水已破，就千万不要再爬楼梯了，这时候就需要立刻去产房待产。

阵痛来袭，转移注意力

在与一波又一波的阵痛抗争时，孕妈妈要学会转移注意力，不要把精神全集中在"我很痛、我很痛"这件事上，可以听听音乐、和家人聊聊天，这些都是不错的选择。当阵痛开始，还不是特别强烈的时候，孕妈妈还可以活动一下身体，这比一直躺在床上要好很多，可以在病房内走走，还能调节情绪。孕妈妈也可以吃块巧克力，来补充能量，或喝一口水，润一润喉咙和肠胃。

促顺产运动

1. 跪在床上或垫子上，用双臂支撑，头部、背部和臀部尽量保持在一条直线上，上下轻轻摇摆骨盆，可加强腰部肌肉力量。

2. 盘腿坐，两脚掌相对，双手轻摸腹部或膝盖，可拉伸大腿与骨盆肌肉。

3. 背部靠墙站立，两脚分开，与肩同宽，靠着墙慢慢上下滑动身体，有助于打开骨盆。

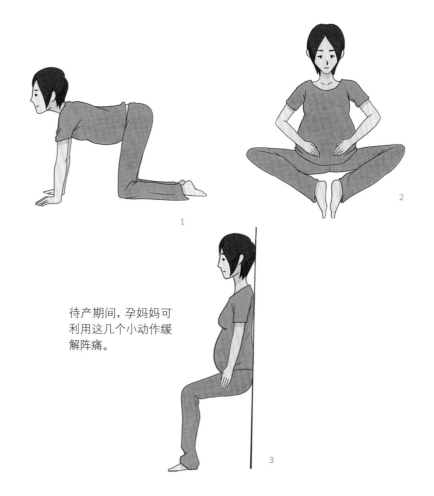

待产期间，孕妈妈可利用这几个小动作缓解阵痛。

丈夫或导乐陪产，给孕妈妈最大支持

孕妈妈陪产要选对人，一个好的陪产人员能起到鼓励和安慰产妇的作用，还有利于减轻分娩的痛苦，加快产程。一般来说，陪产人员可以是导乐，也可以是准爸爸。

陪产准爸爸必做 N 件事

1. 鼓励与赞美：准爸爸的站位应以不妨碍医护人员行动为前提，一般站在孕妈妈头部的左侧方。陪产期间要鼓励孕妈妈，表现出对她能顺产的信心，要一再表示对她的感激之情。

2. 帮孕妈妈按摩：在整个分娩过程中，通过对孕妈妈不同身体部位的按摩，达到缓解疼痛的效果，同时也能对孕妈妈的情绪起到很好的安抚作用。

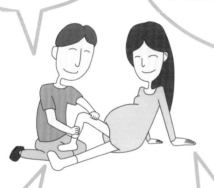

3. 引导孕妈妈呼吸：如果准爸爸准备一直陪伴在产床旁边，面对分娩就要掌握一种技能——引导孕妈妈呼吸。准爸爸要适时地引导孕妈妈正确地呼吸。

4. 补充水分和能量：在分娩过程中，准爸爸可以抓准时机让孕妈妈吃点巧克力以补充能量，也可用棉花棒蘸上温开水，擦拭孕妈妈双唇，以补充水分。

导乐陪产，专业又细致

导乐是陪着孕妈妈分娩的有经验的人。导乐在整个分娩过程中都会陪伴在孕妈妈身边，并根据自己的经验和医学知识为孕妈妈提供有效的方法和建议，能平稳孕妈妈情绪，促使产程缩短。孕妈妈需要事先与医生沟通，不同的医院对导乐的分娩安排可能有所不同。

准爸爸陪产量力而行

在分娩过程中，准爸爸能在一旁陪产对孕妈妈是非常大的鼓励，但是有一些准爸爸不适合陪产，比如心理素质较差、有晕血症、严重心脏病及高血压的准爸爸都不适合陪产。

如果是这样的情况，也不要强求准爸爸陪产，因为一旦在生产过程中准爸爸出现意外，会给医生和护士增加工作量，也会影响到正在分娩的孕妈妈和胎宝宝。所以，家人也要理解准爸爸，准爸爸也不要逞强。不能进产房陪产的准爸爸可以在产房外安静的等候，还可以为妻子准备红糖水。

进产房后要配合医生

分娩时刻终于到来了, 在这万分激动的时刻, 孕妈妈也会有一丝丝的紧张。分娩究竟是一个什么样的过程? 怎样做才能与助产人员配合好, 达到顺利分娩呢?

努力配合医生最关键

分娩有 3 个产程, 在 3 个产程中, 孕妈妈努力配合医生, 会使分娩更顺利。

第 1 产程

此时孕妈妈应做到思想放松, 精神愉快。做深慢、均匀的腹式呼吸, 即每次宫缩时深吸气, 同时逐渐鼓高腹部, 呼气时缓缓下降, 可以减少痛苦。注意休息, 适当活动。如果胎膜未破, 可以下床活动。适当的活动能促进宫缩, 有利于胎头下降。

采取最佳体位。除非是医生认为有必要, 不要采取特定的体位。只要能使孕妈妈感觉减轻阵痛的体位, 就是最佳体位。

趁机补充营养和水分。尽量吃些高热量的食物, 如粥、牛奶、鸡蛋等, 多饮汤水以保证有足够的精力来承担分娩重任。

勤排小便。膨胀的膀胱有碍胎先露下降和子宫收缩, 应在保证充足的水分摄入前提下, 每 2~4 小时主动排尿 1 次。

第 2 产程

宫口开全后, 孕妈妈要注意随着宫缩用力。当宫缩时, 两手紧握床旁把手, 先吸一口气憋住, 接着向下用力。宫缩间隙, 要休息、放松, 喝点水, 准备下次用力。当胎头即将娩出时, 要密切配合接生人员, 不要再用力, 避免造成会阴严重裂伤。

第 3 产程

此时要保持情绪平稳。分娩结束后 2 小时内, 应卧床休息, 进食半流质食物补充消耗的能量。

一般产后不会马上排便, 如果感觉肛门坠胀, 有排大便之感, 要及时告诉医生, 医生要排除软产道(包括子宫下段、宫颈、阴道及外阴)血肿的可能。如有头晕、眼花或胸闷等症状, 也要及时告诉医生, 以便及早发现异常并给予处理。

大喊大叫耗体力

孕妈妈不要因为疼痛就大喊大叫, 因为往往随着喊叫会吞入大量气体, 引起肠管胀气, 以至不能正常进食, 随之脱水、呕吐、排尿困难等接踵而来。又由于腹胀及排尿困难时有憋胀感, 子宫收缩也逐渐变得不协调, 有时因宫缩乏力, 宫口迟迟不能开大, 会导致产程停滞, 还有可能引起因宫颈受压迫时间过长而发生水肿。有时即使宫口已开全, 进入第 2 产程, 孕妈妈也因全身力气均已消耗殆尽, 不能有足够的力量来增加腹压以娩出胎宝宝。因此, 孕妈妈切忌大喊大叫耗费体力。

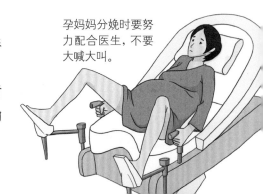

孕妈妈分娩时要努力配合医生, 不要大喊大叫。

产房里的"尴尬"事

到了分娩的时候，孕妈妈在临产时和分娩过程中可能会在产房里遭遇到如下的尴尬，应提前做好心理准备，并以平常心来看待这些事，以便更好地配合医生，顺利分娩。

1.会被脱光。在上产床后，孕妈妈下身的衣物会被要求脱光，私处长时间暴露在外，难免会觉得难为情。但是，分娩时如果不脱光衣服的话，医生和助产人员所有的操作都将无从下手，胎宝宝也就无法顺利娩出。孕妈妈要端正心态，不要觉得难为情，应积极配合医生。

2.会被灌肠。生产之前，医生会把一根管子插在肛门上或是把一种药剂喷在肛门处，迫使你将大便排出来，称为"灌肠"。如果没有灌肠的话，很可能在分娩用力时会把这些排泄物一同挤出来，这样就容易让宝宝接处并感染到细菌。所以，一旦临产就必须要灌肠以清除肠内粪便，保证胎宝宝的健康。

3.可能会放屁。当胎宝宝通过产道慢慢下降的时候，会挤压到直肠，使一些气体从肛门中被迫排出，尤其是进行硬膜外麻醉以后，肛门附近的括约肌变得麻痹，没有知觉，这种情况会常发生。孕妈妈不必尴尬，想想几乎所有的孕妈妈都会这样，医生见得太多了，也不会在意，只要宝宝顺利出生就好。

4.会大小便失禁。即使被灌肠，在自然分娩用力的时候，还有可能会排出少量粪便或是尿液，甚至有时还不止一次，这同样也会让你觉得不好意思。因为在分娩时，进行硬膜外麻醉以后肛门附近的括约肌变得麻痹，对粪便的控制力会减弱。在产床上你同样会有肠蠕动，因此排便也是正常的事。另外，当胎宝宝的头通过产道时，直肠会变得平滑，里面的内容物也可能会被推出来。不要觉得难为情，医生会认为这只是人体器官一种正常的运动，是再正常不过的事。

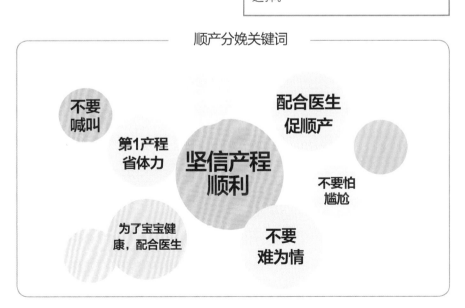

顺产分娩关键词

不要喊叫　第1产程省体力　坚信产程顺利　配合医生促顺产　不要怕尴尬　为了宝宝健康，配合医生　不要难为情

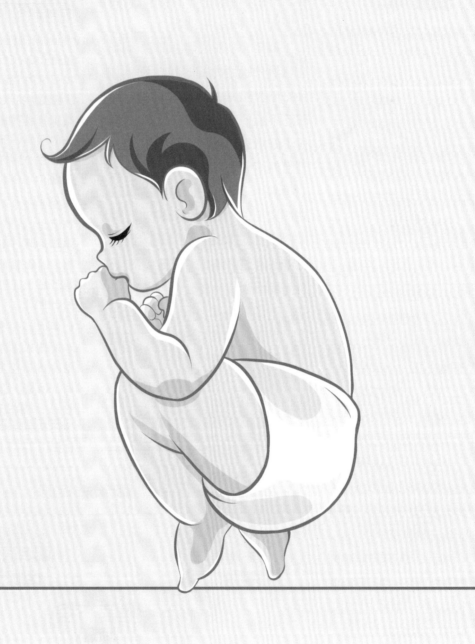

没顺产不必遗憾，母子健康最重要

分娩是一件水到渠成的事情，绝大多数孕妈妈都能顺利完成自然分娩的。如果由于种种原因不能顺利分娩，也可以采取剖宫产，这是处理高危妊娠及不能自然分娩的一种安全、快速的手段。

揭秘剖宫产

剖宫产也称为剖腹产,是指婴儿经腹壁和子宫的切口分娩出来。剖宫产是降低妊娠及生产危险的一种生产途径,若不是必须进行剖宫产,还是应该选择自然分娩。如果计划剖宫产,需要提前预约日期,并且提前一天入院。

剖宫产前 360° 备战手册

多数孕妈妈都会在剖宫产手术前感到担心,这多是对剖宫产手术的不了解造成的。孕妈妈可通过注意以下几点,来为手术做好准备。

术前 8 小时要禁食

孕妈妈在剖宫产手术前一天,注意晚餐要清淡,晚上 12 点以后不要吃东西,以保证肠道清洁,减少术中感染概率。手术前 6~8 小时不要喝水,以免麻醉后呕吐,引起误吸。

剖宫产前洗个澡

剖宫产是创伤性手术,产前保持身体清洁可减少细菌感染概率。另外,剖宫产后,新妈妈不宜让伤口沾水,可能有一段时间不能洗澡,只能实施擦浴,所以在剖宫产术前孕妈妈最好先洗个澡。

剖宫产前休息好

分娩对孕妈妈来说是一件大量消耗体力的事情,剖宫产手术分娩虽不像自然分娩一样,需要孕妈妈在分娩过程中用力,但剖宫产手术是一种创伤性手术,产后需要大量体力来恢复,所以产前孕妈妈要好好休息。

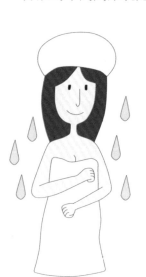

做好术前心理疏导

多数孕妈妈在术前会感到紧张,其实,如今的剖宫产手术已经非常成熟,孕妈妈可以放心。孕妈妈也可以通过提前了解剖宫产流程、环境,来缓解术前紧张。家人(特别是准爸爸)的鼓励与支持是孕妈妈最好的定心丸。

哪些新妈妈需要剖宫产
1. 35 岁以上的高龄初产妇,同时诊断出妊娠合并症者。
2. 骨盆狭小或畸形,不利于自然分娩的孕妈妈。
3. 孕妈妈产道不利于分娩,有炎症或病变、畸形等情况。
4. 胎位异常,有前置胎盘或者胎宝宝体重过重等情况。
5. 有妊娠合并症的孕妈妈。
6. 子宫有瘢痕,或者有产前出血症状。

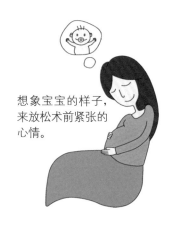

想象宝宝的样子,来放松术前紧张的心情。

手术关键词：麻醉

麻醉是剖宫产手术中一个必不可少的重要环节，目前剖宫产手术麻醉方法可以简单分为区域性麻醉和全身麻醉两种，各有各的优缺点。

区域性麻醉

区域性麻醉包括腰椎麻醉和硬膜外麻醉，优先采用硬膜外麻醉，因为这种麻醉方式起效快，麻醉效果良好。进行硬膜外麻醉时，麻醉师通常会在腰椎第三四节之间，轻轻插入一根硬膜外管，药物经过管子缓慢释放，孕妈妈在依然保持清醒的状态下进行手术，但痛觉消失。这种麻醉方法可以让孕妈妈在手术台上听到刚出生宝宝的哭声，看到宝宝的性别和模样。

硬膜外麻醉术后可以保留麻醉管，并配以术后镇痛泵来镇痛，让药物缓慢释放。麻醉管可以在手术后保留 24 小时，可有效缓解手术后的疼痛。

全身麻醉

全身麻醉是将麻醉药物经由静脉注射，在孕妈妈进入睡眠状态后，进行气管内插管，插入的导气管连接咽喉与肺部呼吸道。只有在紧急情况下，才会采用全身麻醉，一般通常采用区域性麻醉方法。全身麻醉时麻醉成分有可能经由胎盘血流而进入胎宝宝体内，虽然用药量较少，但少数新生儿出生后仍会出现呼吸不畅，需要进行气管插管的情况。

麻醉易引发的不适

1. 区域性麻醉：极易引起孕妈妈低血压（仰卧综合征），孕妈妈可能感到暂时的胸闷、头晕、恶心，有些孕妈妈会出现呕吐现象。

2. 全身麻醉：全麻时，孕妈妈更容易发生误吸，从而影响呼吸。

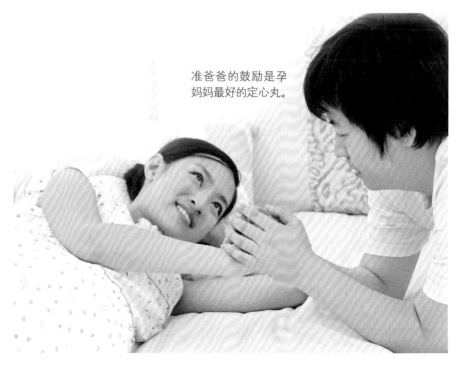

准爸爸的鼓励是孕妈妈最好的定心丸。

剖宫产后特别护理

因为剖宫产的手术伤口较大、创面较广，所以经历了剖宫产的新妈妈在产后护理及坐月子的时候，要注意的事项会比顺产妈妈多一些。但是剖宫产妈妈也不必为此过多担心，只要科学、合理地进行护理，一样可以得到很好的恢复。

术后 6 小时内去枕平卧

产后合理的睡姿，对剖宫产妈妈的身体恢复非常重要。

剖宫产术后前 6 小时：术后回到病房，需要头偏向一侧、去枕平卧 6 小时。因为大多数剖宫产选用硬膜外麻醉，头偏向一侧可以预防呕吐物的误吸，去枕平卧则可以预防头痛。

剖宫产 6 小时后：6 小时以后可以垫上枕头了，并应该鼓励新妈妈进行翻身，以变换不同的体位。采取半卧位的姿势较平卧更有好处，这样可以减轻身体移动时对伤口的震动和牵拉痛。同时，半卧位还可促使子宫腔内积血排出。半卧位的程度，一般使身体和床成 20°~30° 为宜，可用摇床，或者垫上被褥。

排气后再进食

由于肠管在剖宫产手术中受到刺激，肠道功能因此受损，肠蠕动减慢，肠腔内有积气，术后易有腹胀感。剖宫产术后 6 小时内应禁食，待术后 6 小时后，可以喝一点温开水，尽量多翻身，刺激肠道蠕动，等到排气后，方可进食。刚开始进食时，应选择流质食物，然后由软质食物向固体食物逐渐过渡。

忍住疼痛多翻身

剖宫产妈妈一定要忍住疼痛，多多翻身，这是术后尽快排气、恢复身体的一大秘诀。由于剖宫产手术对肠道的刺激，以及受麻醉药的影响，新妈妈在产后都会有不同程度的肠胀气，会感到腹胀。此时在家人的帮助下多做翻身动作，能帮助麻痹的肠肌尽快恢复蠕动功能，促进肠道内的气体尽快排出，帮助解除腹胀、避免引起肠粘连。

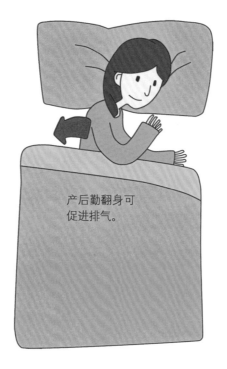

产后勤翻身可促进排气。

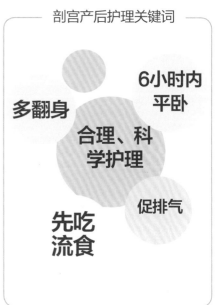

剖宫产后护理关键词

6小时内平卧

多翻身

合理、科学护理

促排气

先吃流食

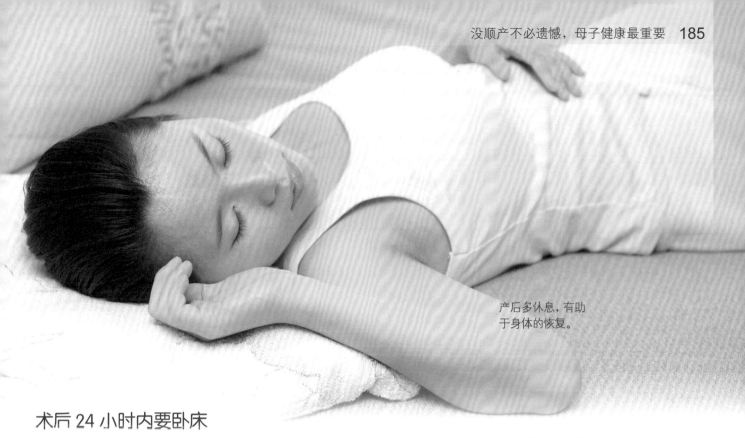

产后多休息，有助
于身体的恢复。

术后 24 小时内要卧床

无论是采用局部麻醉还是全身麻醉，新妈妈在术后 24 小时内都应卧床休息，每隔三四个小时在家人或护理人员的帮助下翻一次身，以免局部压出褥疮。放置于伤口的沙袋一定要持续压迫 6 小时，以减少和防止刀口及深层组织渗血。另外，还应保持伤口清洁，要及时更换消毒软纸。

不吃止痛药

剖宫产妈妈虽然没有经历自然分娩的疼痛，但在麻醉药作用消退后，孕妈妈会感觉到伤口处传来越来越强烈的痛感。此时，新妈妈最好不要用止痛药物，因为它不仅会影响肠蠕动功能的恢复，还不利于哺乳。为了宝宝和自己的健康，新妈妈忍一忍，这种疼痛很快就会过去的。

保持伤口清洁，以防感染

剖宫产妈妈要避免腹部伤口碰到水，全身的清洁宜采用擦浴，此后可以量力进行淋浴，但恶露未排干净之前一定要禁止盆浴。如果是夏天，家人要及时帮新妈妈擦去身上的汗液。除了保持干爽之外，新妈妈也要及时更换干净整洁的衣服。伤口也要勤换药，并保证伤口及其周围清洁干爽。

为什么压沙袋

1. 预防因术后腹腔压力突然降低，导致淤积在腹腔静脉和内脏中的血液回流入心脏。

2. 压迫腹部伤口，减少伤口处的渗血、渗液，起到止血作用。

3. 通过对腹部的压迫，能刺激子宫收缩，帮助恶露排出，促进子宫恢复。

24 小时后下床活动活动

剖宫产手术 24 小时后新妈妈要练习翻身、坐起，并下床慢慢活动，这样能增强胃肠蠕动，帮助新妈妈尽早排气，还可预防肠粘连及血栓形成而引起其他部位的栓塞。

新妈妈在拔出尿管后要尽早下床，动作要循序渐进，先在床上坐一会儿，再在床边坐一会儿，再下床站一会儿，然后再开始溜达。刚开始下床行走时可能会有点疼痛，新妈妈绑好医用束腹带后，可以在家人帮助下，忍住刀口的疼痛轻走几步，或者站立一会儿，每天坚持做三四次，对恢复消化功能很有好处。如果实在不能站立，也要在床上坐一会儿。

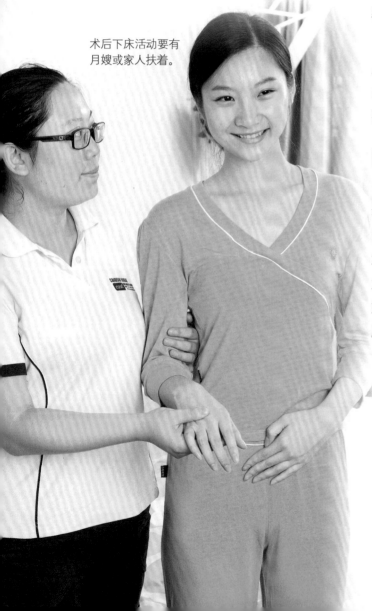

术后下床活动要有月嫂或家人扶着。

密切关注阴道出血量

新妈妈在剖宫产手术后，子宫出血较多，新妈妈及家属在手术后 24 小时内应密切关注新妈妈的阴道出血量，出血量应与月经量接近或略多，如发现超过正常月经量，要及时通知医生。

防止缝线断裂

剖宫产妈妈在术后要时刻提醒自己伤口还没有复原，动作要轻缓，避免伤口处缝合线断裂。咳嗽、恶心、呕吐时，家人可帮助新妈妈用手压住伤口两侧，以免伤口出现意外。另外，家人还要多帮助新妈妈检查伤口愈合情况，尤其是肥胖、患糖尿病和患贫血的新妈妈。家人还可在新妈妈卧床休息时，给新妈妈轻轻按摩腹部，这不但能促进肠功能的恢复，还有利于子宫、阴道对残余积血的排出。

拆线后再出院

一般来说剖宫产术后拆线时间根据切口不同而定，如果新妈妈身体没有异常，横切口的新妈妈一般术后 5 天拆线，纵切口的新妈妈术后 7 天拆线。但是如果是比较胖的新妈妈，腹压会比较高，就要延长拆线时间了，具体时间可遵从医生建议，以免拆线过早，引起伤口裂开。

产后谨慎食用这些食物

富含蛋白质等难消化的食物：因为剖宫产手术后，肠胃正常功能被抑制，肠蠕动相对减慢，而难消化食物，如鸡蛋、油腻食物等会增加肠胃负担，引发消化问题。

产气类食物：剖宫产后易出现腹胀，而产气类食物，如豆类食物、糖类可能会加重腹胀。

刺激性食物：剖宫产术后新妈妈腹压突然减轻，腹部肌肉松弛，易出现大便秘结症状，而热性、辣味等刺激性食物不仅刺激本已薄弱的肠胃，还可能会加重便秘。

鱼类食物：鱼类含有一种 EPA 有机酸，会抑制血小板凝集，对术后止血与伤口愈合不利，一定不要大量吃鱼。

产后注意排便、排尿

剖宫产手术中，麻醉的应用可致肠管功能暂时丧失，原肠管内容物停滞，水分被吸收，大便干燥，从而导致排便困难。而且手术后，新妈妈由于疼痛，腹部不敢用力，大便有时不能及时排泄，造成大便秘结从而导致便秘，所以手术后新妈妈应想办法尽快大便。产后多喝水，根据身体情况适当活动，不要绝对卧床，这样可促进肠蠕动，预防便秘。

另外，医生会在手术前放置导尿管。导尿管一般会在手术 24~48 小时或膀胱肌肉恢复收缩排尿功能后拔掉。拔管后，新妈妈如果有尿意，一定要尽量努力自行解小便，这有利于预防尿路感染。

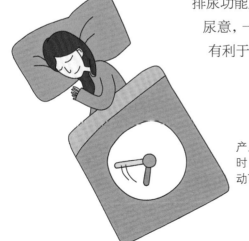

产后新妈妈不宜长时间卧床，适量活动可预防便秘。

主要吃流食

剖宫手术时肠道不免要受到刺激，胃肠道正常功能被抑制，肠蠕动相对减慢。新妈妈在大量排气后，饮食上应主要进食流质食物，可根据肠胃恢复情况渐渐由流质改为半流质，如蛋汤、粥、面条等。应禁止过早食用鸡汤、鲫鱼汤等油腻肉类汤和催乳食物，也不宜吃得过饱，以免造成不利于术后康复的腹压增高及便秘。

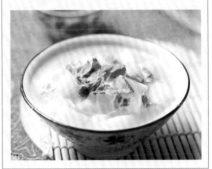

剖宫产后护理关键词

少吃鱼
预防便秘
不宜过饱
早排便
注意排尿

关爱顺转剖妈妈的身心健康

分娩是一个不断变化的过程，期间可能会出现各种各样的情况，某些情况下需要孕妈妈由顺产转为剖宫产，这其实是对妈妈和宝宝的一种保护，一定要听从医生的建议，不要强求某一种生产方式，因为母子平安才是最重要的事。

顺转剖的妈妈最伟大

有些孕妈妈可能因为宫口不开、子宫感染、头盆不正等自身或者胎宝宝的原因，没能经由阴道自然分娩出宝宝。但是也不要因此而自责，不要觉得自己没给宝宝一个最好的出生条件，其实顺转剖的妈妈是很棒的，因为只有选择最适合自己的生产方式，才对宝宝最好。做一个对自己负责，同时也让宝宝安全降生的妈妈，是最伟大的。

宝宝健康比什么都重要

分娩是一个很复杂的过程，期间可能会有各种各样的突发情况，比如有些孕妈妈在产程中遇到了宝宝胎位异常、缺氧、脐带绕颈过紧等问题，这时就要选择转为剖宫产，这是保证宝宝顺利降生，避免发生危险的保护措施。准爸爸和孕妈妈可千万不要强求顺产，因为宝宝的健康才是最重要的。

孕妈妈需要顺转剖的情况

1.宫口不开：已经出现破水、见红等分娩征兆，且阵痛超过12小时，但子宫口还没打开的，就需要转为剖宫产了。

2.使用催产素后仍无分娩征兆：为了防止出现胎宝宝窒息，医生建议转为剖宫产。

3.子宫感染、羊水异常：为了防止感染进一步加深、危及孕妈妈的安全，要转为剖宫产。

4.妊娠合并症：妊娠合并症主要有妊娠高血压综合征和妊娠糖尿病，如果孕妈妈在分娩时出现头晕、恶心等异常情况，要及时转为剖宫产。

胎宝宝需要顺转剖的情况

1.胎位异常：胎位不正时，医生会让孕妈妈先尝试顺产，在顺产过程中调整胎位，如果仍不能调正，就要转为剖宫产。

2.胎心异常：如果出现胎宝宝心跳异常，为了宝宝的健康，医生会建议孕妈妈转剖宫产。

3.胎头过高：胎头没有紧贴在孕妈妈的骨盆处，孕妈妈经过长时间的阵痛后，子宫口还未完全打开，医生就会建议转为剖宫产。

4.宫内缺氧：常见于产程过长的孕妈妈，一旦出现缺氧情况，需马上转为剖宫产。

5.脐带绕颈过紧：脐带绕颈太紧容易造成胎宝宝窒息，因此需立即转为剖宫产。

每天给自己一个好心情

　　顺转剖的新妈妈承受的痛楚往往是顺产及剖宫产妈妈的两倍，不仅要经历产程中的痛苦，产后恢复也相对较慢。这时，新妈妈更要关爱自己，保持健康的饮食和坚持科学的产后恢复很重要，而每天给自己一个好心情更重要。新妈妈可以尝试以下方法：

　　1.转移注意力：在产后很多问题都会接踵而来，但新妈妈不要沉溺于那种低落的情绪中不能自拔，以免形成恶性循环。新妈妈要及时转移自己的注意力，多去想那些能让自己感到愉快的事情。

　　2.对人倾诉：心情极度不好的时候可以与好友或家人聊聊天以倾诉心情，把心中的郁闷情绪都宣泄出来。

　　3.坚持锻炼：新妈妈不要一味地躺在床上休息，应该在自己的身体逐渐恢复后，适当地进行一些体育锻炼，这样可以帮助恢复身体，也能让生活更加丰富、美好。

　　4.畅想未来：生儿育女只是人生的一个过程，之后的路还很漫长。新妈妈可以畅想一下未来与宝宝的美好生活，让生活多一份幸福的喜悦。

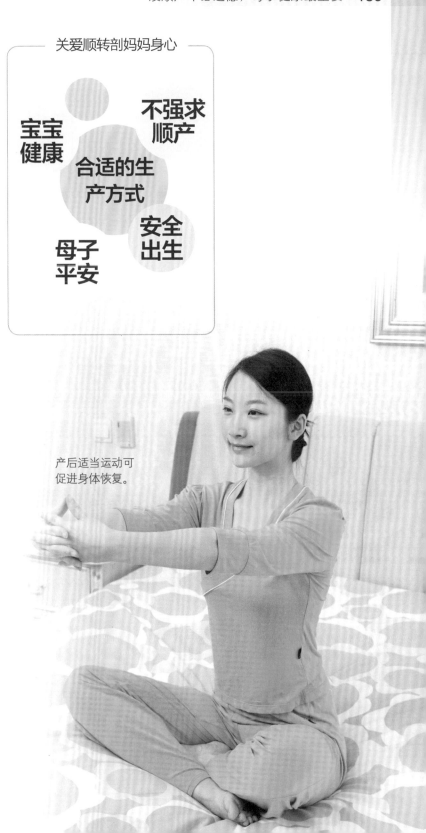

关爱顺转剖妈妈身心

不强求顺产

宝宝健康

合适的生产方式

安全出生

母子平安

产后适当运动可促进身体恢复。

附录 不长肉的孕期经典美食

好吃、不会胖的美食是每个孕妈妈的最爱,下面的 6 道美食既可以满足孕妈妈对味道的挑剔,也能让孕妈妈没有长胖的负担,对顺利迎接宝宝及产后恢复都有帮助。

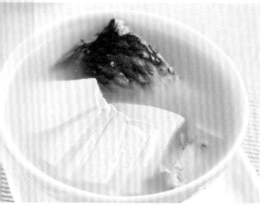

鲫鱼豆腐汤

原料:鲫鱼 1 条,豆腐 200 克,盐、姜丝、料酒各适量。

做法:①鲫鱼去鳞、去内脏,切块,清洗干净,用料酒、姜丝腌 15 分钟;豆腐切片。②油锅烧热,放入姜丝、鲫鱼块,小火慢煎鲫鱼块至两面微黄,加水煮开。③放入豆腐片,大火再次烧开,改小火慢炖,直到鱼熟汤白,拣去姜丝,调入盐即可。

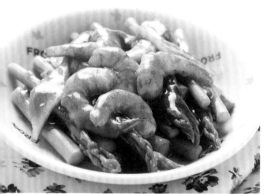

鲜虾芦笋

原料:虾仁 7 只,芦笋 5~8 根,清鸡汤小半碗,蚝油、盐各适量。

做法:①虾仁去除虾线洗净,备用;芦笋洗净,切长条。②锅中倒入两碗水,加少许盐,煮沸后,放入芦笋焯 1 分钟,捞出,沥干水分;另起一锅,倒入清鸡汤煮开,放入芦笋条,小火煮至汁干,盛出。③油锅烧热,放入虾仁炒至变色,倒入少许蚝油搅拌均匀,盛入芦笋盘即可。

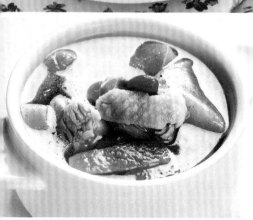

魔芋鸭肉汤

原料:鸭肉 100 克,魔芋 150 克,盐、枸杞子各适量。

做法:①鸭肉洗净,切块;魔芋洗净,切厚片;枸杞子洗净。②魔芋片冷水入锅焯 3 分钟,捞出沥水,锅内另加水烧开,放鸭肉块略汆。③油锅烧热,放鸭肉块炒至肉变色,放魔芋片同炒,加入适量水、枸杞子,煮至食材熟透,加盐调味即可。

芹菜炒牛肉

原料：芹菜150克，牛肉100克，盐、淀粉、生抽各适量。

做法：①芹菜择洗干净，切段；牛肉切丝，用少许淀粉、生抽腌10分钟。②油锅烧热，滑入牛肉丝翻炒至变色，盛出。③锅中留底油烧热，放入芹菜快速翻炒，待芹菜稍微变软，放入牛肉丝翻炒均匀，最后放盐调味即可。

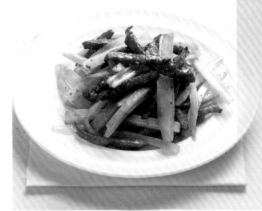

田园糙米饭

原料：糙米40克，大米50克，玉米粒30克，香菇1朵，胡萝卜1/4根，盐适量。

做法：①糙米、大米、玉米粒分别洗干净，糙米事先浸泡2小时。②香菇去蒂，洗净，切小丁；胡萝卜洗净，去皮，切小丁。③油锅烧热，放入胡萝卜、香菇丁翻炒1分钟，调入盐搅拌均匀。④将所有材料放入电饭煲中，加适量水，按煮饭键煮熟即可。

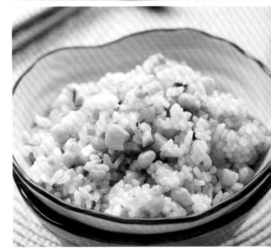

西红柿鸡蛋疙瘩汤

原料：西红柿、鸡蛋各1个，面粉80克，盐适量。

做法：①西红柿洗净，用开水烫一下去皮，切块；鸡蛋打散；面粉加少许凉开水搅拌成絮状的面疙瘩。②油锅烧热，放入鸡蛋滑散，放入西红柿块翻炒。③倒入一碗半水煮沸，倒入絮状的面疙瘩，边煮边搅拌，煮至面疙瘩熟透，调入盐，盛出即可。

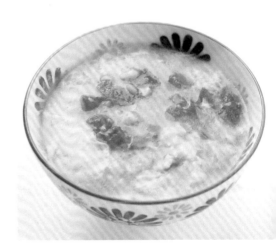

图书在版编目（CIP）数据

怀孕顺产不超重 / 王敏主编 . -- 南京：江苏凤凰科学技术
出版社，2017.6
（汉竹·亲亲乐读系列）
ISBN 978-7-5537-8043-6

Ⅰ . ①怀… Ⅱ . ①王… Ⅲ . ①妊娠期－妇幼保健－基本
知识②产褥期－妇幼保健－基本知识 Ⅳ . ① R715.3

中国版本图书馆 CIP 数据核字 (2017) 第 041329 号

中国健康生活图书实力品牌

怀孕顺产不超重

主　　　编	王　敏
编　　著	汉竹
责 任 编 辑	刘玉锋　张晓凤
特 邀 编 辑	李佳昕　魏　娟　张　欢
责 任 校 对	郝慧华
责 任 监 制	曹叶平　方　晨

出 版 发 行	江苏凤凰科学技术出版社
出版社地址	南京市湖南路 1 号 A 楼，邮编：210009
出版社网址	http://www.pspress.cn
印　　刷	天津海顺印业包装有限公司分公司

开　　本	715 mm×868 mm　1/12
印　　张	16
字　　数	150 000
版　　次	2017 年 6 月第 1 版
印　　次	2017 年 6 月第 1 次印刷

标 准 书 号	ISBN 978-7-5537-8043-6
定　　价	39.80 元

图书如有印装质量问题，可向我社出版科调换。